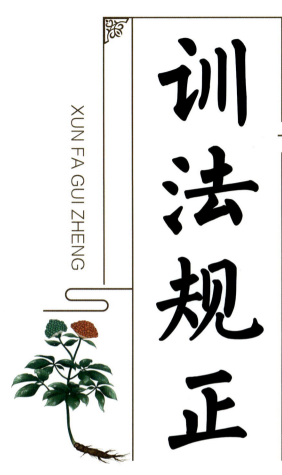

训法规正

XUN FA GUI ZHENG

清宫御医传人杨言三临证精要

主 编
周自立 罗熙林 唐 林

四川科学技术出版社

图书在版编目（CIP）数据

训法规正 / 周自立, 罗熙林, 唐林主编. -- 成都：四川科学技术出版社, 2025. 1. -- ISBN 978-7-5727-1728-4

Ⅰ. R249

中国国家版本馆CIP数据核字第2025DD5291号

训 法 规 正
XUN FA GUI ZHENG

主编　周自立　罗熙林　唐　林

出 品 人　程佳月

组稿策划　肖　伊

责任编辑　王星懿

校　　对　刘珏伶

封面设计　成都编悦文化传播有限公司

特约设计　全可心

责任出版　欧晓春

出版发行　四川科学技术出版社
　　　　　成都市锦江区三色路238号　邮政编码 610023
　　　　　官方微信公众号 sckjcbs
　　　　　传真 028-86361756

成品尺寸　170 mm×240 mm

印　　张　12　字　数 245 千　插页4

印　　刷　成都兴怡包装装潢有限公司

版　　次　2025年1月第一版

印　　次　2025年5月第一次印刷

定　　价　48.00元

ISBN 978-7-5727-1728-4

邮　　购：成都市锦江区三色路238号新华之星A座25层　邮政编码：610023

电　　话：028-86361770

本书编委会

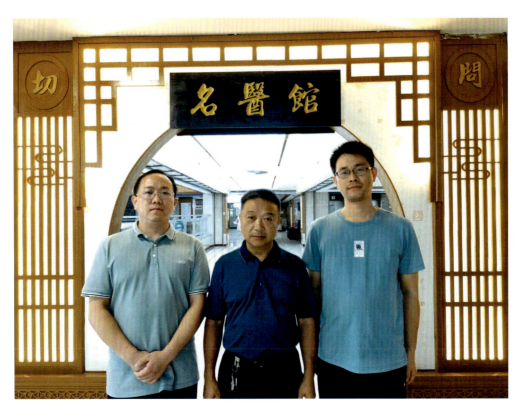

唐　林　周自立　罗熙林

　　《训法规正》系清末川北名医"杨八味"遗著。"杨八味"本名杨言三（1821—1913年），清末拔贡，得清宫御医傅文轩亲传，善以经方治病，因用药量少而精，常八味左右，故得"杨八味"之名。杨八味重视《黄帝内经》（简称《内经》）五运六气之论，遵《内经》"必先岁气，无伐天和"之说，强调气候变化规律与疾病的关系。他认为《内经》之热病是由伤寒引起发热的一类疾病，凡传经者，皆热病也，夫寒病无传经之理，《内经》言热病不言瘟疫，是瘟疫亦热病也，一人独病不传染者为热病，一方传染，比户相似者为瘟疫，瘟疫与热病治同一法；《伤寒论》为治热病之书，亦可用治寒病，而治瘟疫之法，亦不外乎此，《温疫论》所用之方实出仲景之法；总结并提出了疫病初起宜升散、清解，病疫日久，神昏若死，脉大而有力者宜攻下，小而无力者宜清补的治疗原则，小儿痘麻，亦宜按此法以治之；首创水洗疗法，疫病高热用水洗（物理降温）的治疗方法，在没有打针输液的年代实是高热降温之"良药"，强调疫病、伏热俱忌温补，提出"传尸痨"（肺结核、肠结核）经口鼻而传染，需独处（隔离）的观点；对结胸症、偏头风、酒病（长期过量饮酒所致的病症），认为其得病之源，乃饮食积痰。患此证者，其人必嗜肥甘厚味，酒酪辛辣，且夜间饮食更胜于昼，食饱熟眠，不知转侧，痰聚于偏，上攻头痛则为偏头风，当戒；酒食与风寒凝结，结滞胸间不散，则为结胸证；大醉侧卧，久则热毒偏坠腰膏内，攻伐不出，日痛难忍（肾结石）；对风寒暑湿及脏腑证治等古籍法则，其理之难悟者，则详辨之，其辞之宽泛者，则简言之；撰写并收集了《傅文轩脉法》《杂病效方》《药性简要》以利后学。

　　杨言三临证授徒之余，医论医案撰写甚多，众弟子整理成书，名《杨言三心法杂录》，清末时送重庆出版，因时局动乱未果，原稿丢失。后民间出现了多种不同内容的杨氏遗书抄本，其中不少篇章遗失，又误录了较多他人著述，或被他人著作录入，因此 20 世纪 30 年代初杨氏第二代传人杨源清便召集部分师兄再次收集整理杨氏遗书，为有别于其他抄本，将书名改为《训法规正》，取训之繁体字"訓"可拆分为"言三"二字，"规正"有正本清源之意，其原序、目录等完整，送至重庆出版，又因战乱遗失。随后民间又再次出现不同版本的《训法规正》抄写本，民国二十三年（1934 年）王子君作序之手抄本，其目录接近原本，但同样误录了许多前人著述，杨氏第三代传人杨尚书、周汝荣整理之杨氏遗书《延生堂笔记》，实为杨氏授徒笔记，除收录了杨氏遗书外，广集前人观点论述，为杨氏弟子进阶读本之一，然条件所限，由私家打印，引文标注、校对审核等未尝完善，编者便突然病倒（中风、老年痴呆），更为遗憾的是多年收集的抄本被损毁。及吾将退休之时，才有暇再续整理工作，尽前人未竟之业，但因时过境迁，抄本残缺不全，难观全貌，本书整理编写时还参考了清末抄本《傅杨医案》，此医案为杨氏门徒李克修抄写，为第一次整理前的抄本，误录他人著述较少，杨氏遗著的"八法八略"等部分已有前人收集整理出版，本书仅保留 1934 年王子君抄本的序及部分目录，附于其后。

　　本书整理编写时：①尽量将同类论述整理归类，并用时间较晚的笔录补充更正了较早的笔录。②医论部分原已浅显易懂，故无译文及文献或义理的探源、延伸。③书中方剂后注明药物组成，原稿载有药物剂量的，可按"1 两 ≈ 37 克，1 钱 ≈ 3.7 克，1 分 ≈ 0.37 克"换算；药名中疑为错字、漏字的予以更正，如"牛子"改为"牛蒡子"，"黄七"改为"黄芪"，其余不影响读者理解的，仍用原稿所录之名称，未作严格统一。④"药性简要"部分，原书按草部、木部、鱼介鳞虫部等分类，整理时以现代中药学教材中的分类为参考，按药性归类，增加了"使用注意"，同时也吸收了一些现代病名、药理研究成果及观点，如药品用量等。⑤原稿中"症""证"二字多有混用，整理时以"症即症状和体征""证是对疾病过程中病机本质的概括"为据，大致进行了修正。

　　重新整理杨氏遗书，旨在践行"传承精华，守正创新"，因此该书可作为中医师、中西医结合医师的参考读物，也可作为中医院校学生补充读物。由于整理者学术水平所限，疏漏在所难免，请读者批评指正。此书的整理得到了南充市中医药管理局的帮助，以及四川中医药文化协同发展研究中心、南充市哲学社会科学重点研究基地——名老中医医案研究中心、南充市中医医院、营山县中医医院支持，一并在此对给予帮助支持的领导、同仁表示衷心感谢！

周自立

2024 年 8 月

王序

　　是书相传乃杨言三老先生手著，其论外感六淫、伤寒瘟病、疫症治则、热症水洗、小儿痘麻等，俱由博览群书及平素经验得来，其辞之宽泛者，则约言之，其理之难悟者，则明辨之，阴阳虚实，脉象证治，条分缕析，使后学易于辨认。并纂集傅文轩脉法暨杂病效方，毫无浮泛。诚能审而用之，怎令沉疴不瘥？

　　愚去儒就医，偶阅此书，实甚嘉赏，爰录之以为一助云。

民国廿三年甲戌岁六月中浣
子君王汝嘉书于养气斋

　　杨言三先生字树人，号蔚生，四川省南充市营山县四喜乡（今归小桥镇）人，清道光元年（1821 年）生。言三兄弟六人，其居长，禀赋聪颖，勤奋好学，幼年入私塾，年长入县学，赴府考，拔贡生，并长诗词、书法、天文、阴阳、武术，其人秉性正直，慷慨好义，为县中名士。年二十余，外出游学，广交豪杰志士，曾秘密加入天地会，抗击过外国侵略者，因国难当头，人民生活艰难困苦，渐生救民之心，以"不为良相，但为良医"为志，弃儒学医，刻苦攻读《内经》《伤寒论》《金匮要略》《神农本草经》等医药名著，广泛收集民间医药秘籍和验方，潜心研究，为医学精进打下了理论基础。时有梓桐庙道士杨广生，医术高明，医理精深，出其门者，处方遣药，迥异垣流，凡所诊病者，着手生春，言三便登门拜访，恳谈之下，为其高深医理所感，特别是"上医医国，中医医民，下医医病"之说，论医而及国事民事，言三似乎找到了救国救民之路，与杨广生常相交往，竟成知己，他们为唤醒民众，激励民心，刊刻并赠送善书十余种，累计数千部，力为劝化流离之民，方境中蒸蒸然有厚学之风者，皆先生之力也。

　　就在言三重教兴学之际，1861 年 8 月，蓝大顺、张大成部攻顺庆岳池不克，探知营山修筑城工未竣，便于当月初四夜驰入境，攻打营山。残酷的城池争夺，大量的百姓伤亡。此时外国列强也正不断入侵，在这国难当头，山河破碎之际，言三为保一方百姓，遂领胞弟、团勇与守城军民一道，设奇局历经十数战，敌先锋易占彪阵亡，统领袁昂、军师雷明顺、中军陈维新等五虎将被斩，大获全胜。清同治《营山县志》载："城得以全，全赖先生之力也。"此乃杨言三利用地利、人和而设奇谋，救一方百姓于危难之奇功也。后冯会画一猛虎图相赠，并题一联称赞言三云：

　　"千古英雄，满腔忠义，岂无奇谋，曾记在山河破碎之秋，坚贞常雄，也为国，也为家，尊中攘夷，留取丹心照青史。

　　三杯潇洒，一剑风流，颇有佳趣，时常叹世态炎凉以外，思信履顺，何所荣？何所衰？通确至当，拒将赤面扶红尘。"

　　此后，言三逐渐名扬乡里，又为岁贡生员，功名利禄有可求之机，但行医已廿余载，深得济世活人之策，且清廷腐败，国事日非，无意仕进，坚持继续行医，声誉越来越高，受到"营渠巴达"一带群众极力称道。光绪初年，"营渠"一带时疫流行。有一外来老道士住小桥正街"四海栈"客店，老道士天天都到林家药铺看药方，关心时疫治疗。几天后，老道士只选杨言三的处方——仔细审视，又一天，看完言三的处方后，频频点头，自言自语道："此人还可造就。"说完话就走了。言三听药铺徒工说了这事后，大为惊奇，连忙赶到客店拜会老道士。言三见老道士年逾古稀，巾袍破旧，但气定神闲，儒雅飘逸，绝非一般游方道士，遂与交谈。老道士论医，引经持论如数家珍，辨证施治见解高超，医理博大精深，言三知其为高人名家，极为敬仰折服，于是亲迎老道士回家，尊老道士为师。言三像对待自己的父辈一样尊敬老道士，好衣美食无微不至地侍奉老道士，向老道士请教问难总是虚心恭谨，情真意切。老道士深为杨言三的至诚所感动，自庆衣钵有继，传道得人，要把满腹医理、浑身医术倾心传授给杨言三。老道士授徒，引经据典，结合实例，点拨诱导，务使言三明其理，得其法，善其用。还按清宫太医院经络铜人模型，教言三用胶泥捏制成形，用彩笔标绘出经络、穴位。结合人体模型，研究经络运行、病理机制、辨证施治，言三医术更见精进。老道士在杨家时久，与言三情同家人，终于透露真情，表明身份。老道士并非真道士，原名傅文轩，湖南人，道光乙酉科举人，精通医学，术媲国手，声名远播朝野，因清同治帝病重，被举荐征选为太医院御医。傅等入室会诊，诊断为梅毒恶疮，但都不敢明说，谎言天花*。不久密泄，清廷恐伤圣德，将捕治罪，欲灭其口。傅化装成道士潜逃离京，历经艰险，辗转流落入川，经万县、梁平、大竹至渠县，来到小桥。傅避祸匿居杨家三年多，杨言三亲受御医真传，得其心法，医理精深，辨证准确，用药量少而精，少则三五味，多则七八味，故得"杨八味"之名，"杨八味"一帜独树，终成名家。1913年杨言三病故，逝世前自书一挽联云：每恨无力补天，纵到黄泉心不死。一旦埋骨在地，虽做黑夜鬼尤雄。杨言三享年93岁。

杨言三从学弟子140余人，外传弟子遍布"顺八县"及川东、重庆一带，其子杨恩普、杨源清承其衣钵，亦为邻近各县名医，杨恩普先后教子授徒有杨慧生、杨子渊、杨伯生、刘四端、漆再月等数十人，这些门徒中，如杨子渊，刘四端等成为营山中医界又一代名医高手。杨源清先后教子授徒，从学弟子40余人，如重庆的侯柏英、渠县的谭孝一、杨玉阶、营山的杨尚书、王子君、鲜伯英、冉隆胜、陈伟清等，他们在当地都有较高的声誉。侯柏英、冉隆胜为民国时期重庆有名中医，创办了两家私立医院；孙辈传人杨惠生、杨子渊、杨尚书同为县域名医。杨言三第四代外孙周自立在其《传奇》手稿中，对杨言三用前人联句总结云：公本识字耕田人，为感乾坤黑暗，立志报国，以科举始，以岐黄终，济世扶危，事事本良心去做，遗恨补天无力，纵到黄泉心不死，何等悲壮！

---

* 正史记载清同治帝死于天花，但不少野史、民间传说言其死于梅毒恶疮等花柳病。

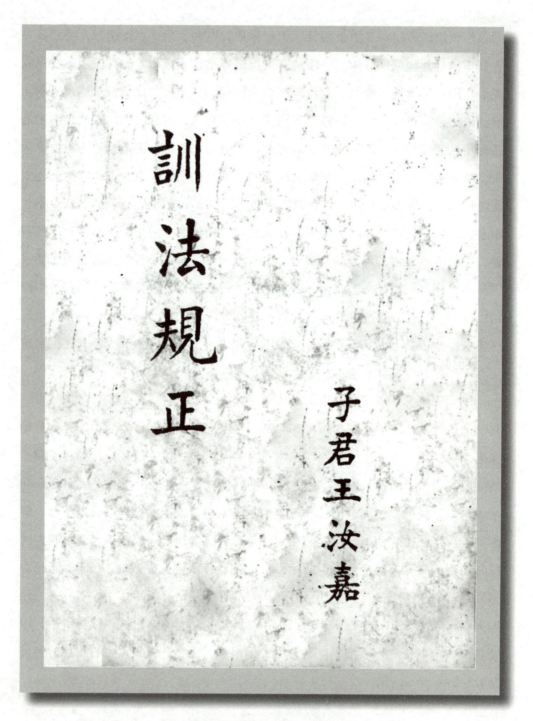

《训法规正》王子君抄本封面

序

昱書相傳乃楊言三老先生于著其論外感六淫傷寒瘟病。

疫症治則。熱症水洗小兒痘麻等。俱由博覽羣書及平素

經驗得来其辭之寬泛者、則約言之其理之難悟者、則明辨之。

陰陽虛實脈象証治條分縷晰使後學易於辨認並纂集傳

文軒脈法暨雜病效方。毫無浮泛之誠能審而用之怎令沉痾

不瘳。愚去儒就醫偶閱此書實甚嘉賞爰録之以為一助云。

民國廿三年甲戌歲六月中浣子君王汝嘉書於養氣齋

《训法规正》王子君序

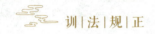
《训法规正》王子君抄本部分目录

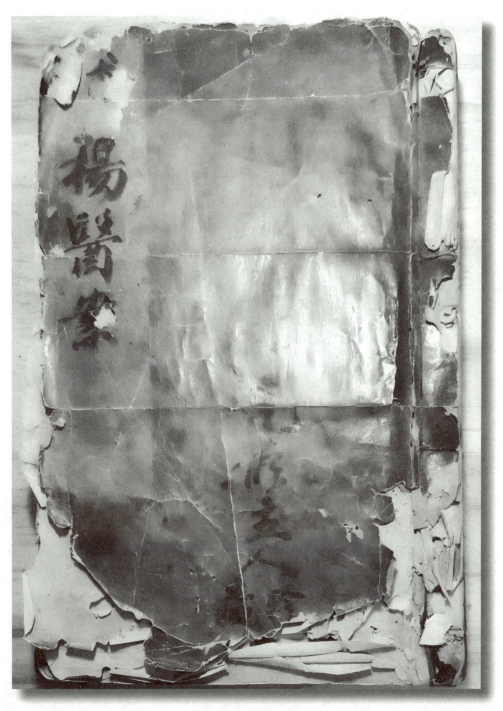

《傅杨医案》

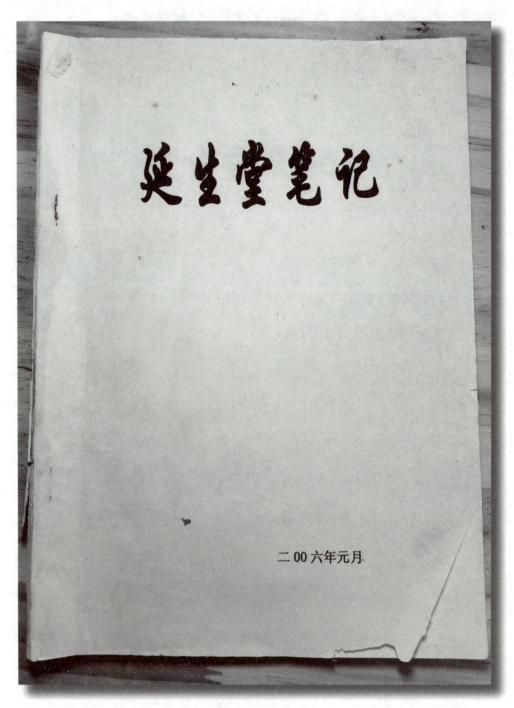

《延生堂笔记》

目录

|上 篇|

医 论 效 案

卷一
【 医易同源 】

医易同源说

张氏《类经附翼·医易义》曰："易者，易也，具阴阳动静之妙。医者，易也，合阴阳消长之机。虽阴阳已备于《内经》，而变化莫大乎《周易》。故曰天人一理者，一此阴阳也，医易同源者，同此变化也。"医易或同出于先秦，但《易经》只言阴阳、八卦、六十四卦，以释天时人事，不言五行，及至西汉，易学始见五行之说。然《内经》阴阳五行为其核心，并以五运、六气、天干、地支以释病因病机及天人相应、天人合一之整体观。医易同源者，同阴阳之理，非医源于易也，张氏之说是也。

察天干地支以治病说

遇地支所属之岁，又加以天干所临，以甲丙戊庚壬为阳，阳为太过，乙丁己辛癸为阴，阴为不及。观何干支，则知其年当主何病，宜何治法，当用何药，百不失一。

六气辨

一岁有六气，初气厥阴风木，每岁大寒后交节。二气少阴君火，三气少阳相火，四气太阴湿土，五气阳明燥金，六气太阳寒水。每气管六十日，共节气。以五运太过不及为盈虚消息，有节未到而气已到者，有气未到而节已到者。按节气推算所属何气，当生何病，宜用何法，方有把握。

以上五运六气，无论外感内伤，俱要依此。《内经》云："必先岁气，无伐天和。"是也。至于小儿痘麻，亦宜按此法以治之。或升散，或温补，或清解，或攻下，按定气运，虽不中不远也。

五运六气辨

《内经》言必先岁气，无伐天和。岁气者中气也，即五行大运居中，而统司天在泉之气，中气应脾，以脾居中故也，各脏腑皆赖脾为转运，故中气应脾。每年查中宫何字以观脾气之阴阳盛衰，勿伤脾气，寒则温，热则清，衰则补，盛则泻。

甲己合而化土，乙庚合而化金，丙辛合而化水，丁壬合而化木，戊癸合而化火，此为五运，居司天在泉之中，为中气。初气厥阴风木，二气少阴君火，三气少阳相火，四气太阴湿土，五气阳明燥金，六气太阳寒水。此为六气。大寒节交初之气。

子午少阴君火司，卯酉阳明燥金主，寅申少阳相火是，巳亥厥阴风木居，辰戌太阳为寒水，丑未太阴临湿土。

其法以一年所属之甲子为太岁，每年看太岁在何字，如太岁在子，则亥为左间，丑为右间，则病符亦在亥，以六气断之。如巳亥厥阴风木之类，则知所生何病也。如子午之年君火司天，如病符在巳，则巳亥为风木，木火相生，风火相煽，多风火之病。余仿此，用支不用干，此一定法也。

每岁大运司天在泉主气客气图说

大运岁气者，即甲己化土之谓，司天在泉者，子午阳明之谓，司天在上，在泉在下，而大运居中以驭上下左右，主气者六气所主，一气管四节，历年不易，惟客气随司天转移。如子午少阴君火司天，从子上退三步到戌属寒水，则寒水客气加临厥阴风木主气，二气到亥，则风木客气加临少阴君火主气也，余

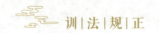
仿此。

又主客之气相生则人安，相克则病作。

《内经》言必先岁气，是岁气有过不及，《内经》以太过为太，以不及者为少，故《内经》有太宫、少宫、太商、少商之别，以天干所属之字而论，甲、丙、戊、庚、壬为太，乙、丁、巳、辛、癸为少，太者有余，少者不足，如甲己化土为土运，甲有余，己为不足，有余者泻之，不足者补之，查岁气虚盈，则知病之治法也，然其中又有平气，如己亥、己巳为风木司天，司天克大运，土气愈衰，己丑、己未，大运与司天合，为平气。乙庚化金，乙卯为不足，乙酉为平气，以卯本属木，酉原属金也。丙辛化水，丙申、丙子为太过，辛亥为平气，以亥原属水也。子午卯酉，水火木金；寅申丑亥，木金火水；辰戌丑未，俱属土也。

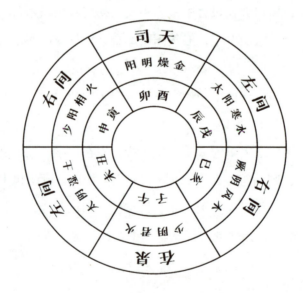

五运总论

甲己之岁，土气统运。平人之脉，左尺常弱，反强者病也。遇甲为土气太过，遇己为不及。遇甲子、甲午、甲寅、甲申年为火土相生少病。遇甲辰、甲戌为水土相战，证多逆。遇己卯、己酉年，多燥，宜润。逢己丑、己未，多湿，宜燥、宜泻。逢己巳、己亥年，宜补。

乙庚合而化金

乙庚之岁，金气统运，平人之脉，左关常弱，反强者病也。遇庚为金气太过，遇乙为不及，遇庚子、庚午、庚寅、庚申年，宜泻火清金。遇庚辰、庚戌，为水冷金寒宜温。遇乙卯、乙酉，为气平。遇乙亥、乙巳，为金木相战，然金原克木，病多顺证。乙丑、乙未，为气合，亦属司天气胜，宜泻。

丙辛合而化水

丙辛之岁，水气统运，平人之脉，左寸常弱，反强者病也。遇丙子、丙午、丙寅、丙申，为水火相战，证多逆。遇丙辰、丙戌，为寒水气胜，宜温。遇辛卯、辛酉，为气平，少病。遇辛丑、辛未，为水土交融，宜温。遇辛亥、辛巳，为水木相生合德，病少。

戊癸合而化水

戊癸之岁，火气统运。平人之脉，肺部常弱，反强者病也。遇戊子、戊午、戊寅、戊申，为火气太过，证多热。遇戊辰、戊戌，为水火交争，证多逆。遇癸丑、癸未，火土合德，少病。遇癸卯、癸酉，为平气，病多顺证。遇癸亥、癸巳，为风火相煽，亦多热证。

丁壬合而化木

丁壬之岁，木气统运，平人之脉，右关常弱，反强者病也。遇壬子、壬午、壬寅、壬申，为火木相德，多热证，亦多顺证。遇壬辰、壬戌，为水木相生少病，病多寒。遇丁卯、丁酉，为金木相战，证多逆。遇丁丑、丁未，为相攻，证多逆。遇丁亥、丁巳，为风木气胜，宜辛凉之品，清之散之，以养血疏

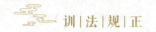

风为主。

以上司天在泉俱按地支，司天主上半年，在泉主下半年，以子午卯酉四正，寅申巳亥四隅，辰戌丑未四围，互相上下。子午司天，则卯酉在泉，卯酉司天，则子午在泉，寅申司天，则巳亥在泉，巳亥司天，则寅申在泉，丑未司天，则辰戌在泉，辰戌司天，则丑未在泉。

子午为少阴君火（治法宜清），卯酉为阳明燥金（治法宜润）。

寅申为少阳相火（治宜和解），巳亥为厥阴风木（宜养血清热）。

辰戌为太阳寒水（治法宜温），丑未为太阴湿土（治法宜燥）。

六气交节歌

初气腊月大寒起，立春雨水惊蛰终，厥阴风木当用事，其脉弦象人皆同。

二气二月春分起，清明谷雨立夏终，少阴君火专用事，其脉如钩故现洪。

三气四月小满起，芒种夏至小暑终，少阳相火当用事，故其脉象大而浮。

四气六月大暑起，立秋处暑白露终，太阴湿土专用事，总以脉沉记心中。

五气八月秋分起，寒露霜降立冬终，阳明燥金当用事，短涩之象现脉中。

六气十月小雪起，大雪冬至小寒终，太阳寒水专用事，石脉之象现于冬。

来年初气大寒起，周而复始无所终。

五运六气交节歌

角木属春为运初，大寒日交是真途。二运征火交春分，后十三日始可寻。

土是中宫运居三，芒种之后正十天。处暑后七商金交，立冬后四羽水全。

卷二
十二经络

十二经络

手太阳小肠经，手阳明大肠经，手少阳三焦经，足太阳膀胱经，足阳明胃经，足少阳胆经。手太阴肺经，手少阴心经，手厥阴心包络，足太阴脾经，足少阴肾经，足厥阴肝经。

十二经纳甲歌（《经络汇编》）

甲胆乙肝丙小肠，丁心戊胃己脾乡，庚属大肠辛属肺，壬属膀胱癸肾藏。三焦阳腑须归丙，胞络从阴丁火旁。

十二经络所属脏腑歌（《脉诀》）

太阳小肠足膀胱，阳明大肠足胃当，少阳三焦足胆配，
太阴手肺足脾乡，少阴心经足为肾，厥阴包络足肝方。

十二经所行部位歌

手之三阳手外头，手之三阴胸内手，足之三阳头外足，足之三阴腹内走。
太阳行身之后，阳明行身之前，少阳行身之侧。然太阴与少阴经则从下起，上行至胸而止，惟厥阴经始至头顶。

任脉行于身前，起从阴阳介，由小腹而上行至承浆穴而止，居阴脉之总。

督脉行于身后，起从尾闾穴，由夹脊而上行风府穴至泥丸而止，居阳脉之总。

十二经所属部位

头为诸阳之首，额上属少阳，眉前属阳明，左右属少阳，巅顶属厥阴，脑后属太阳。两颧者，左为肝，右为肺，两颊皆属肝，两腮属脾。上眼皮属脾，下眼皮属胃，下口皮属脾，上口皮属胃。以动者属脾，不动者属胃。

牙齿属肾，上牙根属胃，下牙根属脾。乳房属阳明，乳头属厥阴，两肋下属肝，两腰间属肾，四肢属脾，两足后跟属肾。两臂属阳，两肘属阴属肝肾，两膀属气，两肩井属气血。脚干手干之内属三阴经，其外属三阳经。

卷三
舌脉及阴阳证辨

看舌之道（《知医必辨》）

看舌之道，先看其有苔无苔，舌赤无苔，阴亏已极，两旁有苔，中间无苔，有似红沟，亦属阴亏。薄薄苔痕，平人之舌。若苔厚则胃有停滞，白则夹寒，黄则夹热，板则邪滞未化，腐则邪滞渐化。苔如米粉，邪滞甚重。在时邪门，虽白而干，可以用下。然又必观其堆积之松紧。紧则为实，松又为虚，有用补而退者。舌苔焦色，属热所致，苔之全黑，火极似水，非下不可。然必审其燥与润，燥生芒刺，热重无疑，若淡黑而润，绝不烦渴，反属火不归原，急宜桂附回阳，稍进寒凉则必殒命。此看舌之重在苔也。

舌乃心之苗，脾脉连舌体，肾脉夹舌体，肝脉绕舌体。舌体红，属阴虚内热，舌尖红，属心火，舌体红肿，或破碎疼痛，属心脾积热，舌强属痰热，舌卷属肝气欲绝，舌不能言属肾气不至。

二十八脉

浮沉从肉上下行，浮而无力乃濡名，浮而极力是革脉，中取无力芤脉称。
来盛去衰洪脉是，浮乱无根散脉形，沉而极力是牢脉，沉极筋骨伏脉寻。
三至为迟六至数，七至为疾四至缓，缓止为结数止促，结促难还代脉参。
如豆摇摇动脉是，涩脉滞涩往来艰。三部无力为虚脉，沉细无力弱脉称。
软直如丝细脉是，似有如无微脉形，两头缩缩名短脉，三部有力乃实名。

弦脉端直细且劲，紧比弦粗劲且弹，滑脉如珠溜不定，过于本位长脉称。

此二十八脉以浮沉迟数虚实六脉为纲统之，可分六类。凡脉以部位而得名者，统于浮沉。以至数而得名统于迟数，以有力无力而得名者统于虚实。

三部候脉说

左寸心与膻中，右寸肺与胸中，此二部上以候上也。凡头面、咽喉、颈项、肩臂之疾候此。

左关肝胆膈，右关脾胃，此二部中以候中也。凡两胁、胃腹之疾候此。

左尺肾膀胱小肠，右尺肾大肠，此二部下以候下也。凡腰腹、阴部、脚膝之疾候此。

诊脉时，先以中指按定关脉（掌后高骨谓之关），乃齐下前后二指，前（食）指按关前寸脉也，后指按关后尺脉也，是谓寸关尺三部脉。浮按、中按、重按，浮中沉三诊以候病者之脉。从脉搏的位、数、形、势之别，而分辨出不同的脉象。

先辨脉位分浮沉，次以息数定迟数，长短洪细辨别形，实虚审势候紧弱。脉象初学不易明，久熟贯通方入门。

数脉虚实寒热辨

诸书以数脉为热，《内经》以数脉为寒。尝观伤寒，其脉必数，此阴来搏阳，阴与阳争而数也，其脉数而紧。疫证脉亦数，此阳与阳搏，邪与正争而数也，其脉数而洪。阴虚脉亦数，此阴衰而阳旺，其脉数而细。阳虚脉亦数，其脉数而无力。总之凡脉数者，以左手数紧为寒，右手数大为热，以左手细数为阴虚，以右手数大无力为阳虚。

迟脉虚实寒热辨

迟脉多以为寒，然太阳伤寒其脉反数，瘟疫脉象，其脉反迟。伤寒之数，数在表也，痘疫之迟，迟在里也。气郁于内而脉迟，迟而结也。气虚于内而脉迟，迟而无力也。火郁于内而脉迟，迟而有力也。总之以有力为热为实，以无神为寒为虚。

脉证从舍辨

有阴脉非阴证者，如其脉微细迟伏，或不应指，此等脉象，宜乎寒证，当用热药，然必外现寒象，如口润苔白，头痛身痛，发热恶寒无汗等，方可视为寒证，始可用热药以祛寒。若外见口渴苔燥，口皮舌尖红，气粗、声响、睁目不眠等一派热象，此即证脉不合，便当从证论治，而不可从脉治病也。盖此细微迟伏之脉，乃热病至极，将脉闭结而然，故有如阴寒脉象。设医者不从外症探求病情，则动辄得咎也，慎之慎之。

有阳脉非阳证者。如其脉洪大急数，挞手鼓指，此等脉象宜乎阳证，当用凉药，然必外见阳象，如口渴、苔燥、气粗、口皮舌尖红，身发热有汗，方可视为阳证，始可用凉药以祛热。若外症无热象，此亦脉不合证也。即不可以阳证视之，而应作阴亏火旺治，宜用滋阴等药。若医者不审病情，妄用大凉泻下之药则误事也。此等假阳之脉按之沉部，总是无力，不可不知。

有紧脉非寒者。如遇紧脉固是寒证，然必外现寒象，始可视作寒病，若其脉只浮部见紧，中沉两部不见紧象，而反濡弱，此则非寒，乃是水湿成病。盖水湿之气与寒同性，故浮部见紧而中沉部不见紧也。又如脉紧而兼数大有力者，可作大热兼寒看，盖寒脉当见紧不见数，今脉既紧有力而数，乃大热同表寒郁积，故脉见紧见洪数也。即当于大凉中而兼寒治，加麻绒、苍术一二味可也。

有数脉非热者，如遇脉数，固是热病，然必外见热证，始可视作热病。设脉数细而枯，不见润象，此即非热证，乃阴虚水亏之燥证也。治当滋阴润燥，如用苡仁、莲米、芡实、扁豆、麦冬、天冬、玉竹、百合、淮山之类以治之。设妄用香温药品，犹如火上加油，愈耗其阴，愈助其阳，虽欲疗病得乎。故医者治病，不离望闻问切四字，知乎此，则因脉辨证，因证思脉，造命在乎也。

缓脉说

《脉诀》以脉一息三至为迟，四至为缓非也，吾常观迟脉常四至，而缓脉则不以至数定，而以神气定。盖缓者和缓之缓，非缓急之缓也，即数疾急之脉，亦宜带缓象，盖缓者胃气也，脉有胃气则生，无胃气则死，故二十七脉皆宜带缓象。

脉肥瘦清浊说

《内经》有肥瘦二脉，而无清浊二脉，肥者不以脉之大小分，而以脉之滋润为肥，以枯瘠为瘦，观脉之肥瘦，而人之寿夭可定也，脉之清者至止分明，去来从容，轻匀直长，浊者反此，观脉之清浊，而人之贵贱又可知也，然此惟于无病时诊之，故《脉诀》不载。

阴证阳证辨

阴证：凡阴寒内盛。阳气虚衰之证属阴证。里证、寒证、虚证、均属阴证。如病者，面色苍白，身重恶寒，神疲乏力，少气懒言，瞑目卷卧，食少口淡，尿清便溏，腹痛喜按，舌淡苔滑，脉沉迟弱，现此部分证候者即为阴证。

阳证：凡阳热炽盛之证属阳证。表证、热证、实证，均属阳证。如病者面色红赤，高热心烦，声响气粗，狂躁不安，恶食索饮，口燥唇干，尿黄便结，腹痛拒按，舌红苔黄，脉浮数大。现此部分证候者，即为阳证。

阴虚证阳虚证辨

阴虚证乃人体阴虚水亏，精血不足，阴不制阳之虚热证。阴虚水亏，精血不足，则脏腑失养，故口苦口干、咳嗽、心悸、失眠健忘。齿动发落，女子经少经闭，骨骼失养故腰膝酸软而痛，髓海失养故头晕、耳鸣、目眩，形体失养故消瘦。阴不制阳，虚火内扰，故五心烦热，骨蒸盗汗，潮热颧红，尿黄便干，相火妄动则可见男子遗精早泄、女子梦交等症。阴虚证脉象细数，此证治当补水。但若用阴凝酸敛之药如熟地、枣皮、枣仁、五味子之类，必将火炎之热凝住不散，若用补气之药如焦术、生芪、党参、丽参之类，必与炎热之火相助为党，故阴凝酸敛与补气之药均不可用。欲治阴虚，惟于清补药中大健脾土，略清虚热，兼润肺气。但清润之药要择用不沾滞者。如鳖甲、龟板、全归、白芍、元参、粉丹、百合之类；大健脾土如淮山、苡仁、莲米、芡实、扁豆之类；清热如金石斛、柴胡、蒺藜之类；清肺如杏仁、麦冬、玉竹、桔梗、核桃、蒌仁之类可用。忌用大燥药，燥则愈伤真阴；忌用大热药，热则愈助火邪；忌用大凉药，大凉恐伤胃中阳气，而致不能纳食。

阳虚证乃人体阳气亏损，阳不制阴之虚寒证。阳虚证阳气虚衰，故神疲乏力，面色苍白，少气懒言，倦卧嗜睡；由于阴寒内盛，故身寒肢冷；阳虚寒盛，津液未伤，故口淡不渴，或渴喜热饮，尿清便溏；阳虚气不行津，故肿胀尿少。至于脉象则沉迟无力，此证非寒之有余，乃真阳不足也，阳不足则阴有余而为寒。凡治此证，惟宜补火补气，火气进则诸症自除也。

卷四
疫证诸论

伤寒瘟疫脉证辨

伤寒与瘟疫脉象不同，伤寒初起，左三部脉浮紧洪数大于右手，疫证初起右寸关洪数大于左手。瘟疫证与伤寒太阳、阳明病外证相类似，均有先恶寒后发热、头痛、汗出等症。然伤寒初起，寒重热轻，头痛身疼，无汗或全身汗出，舌苔薄白。瘟疫乃疫疠之毒（属火毒）从口鼻而入，伏于膜原而致，起病急剧、寒热并重，而后但热不寒，头痛如劈，下身无汗，上身有汗，惟头汗更甚，舌苔白如积粉。伤寒一人独病不传染，瘟疫能转相传染，乃至灭门。

伤寒入里，脉中候见数，以理中汤治之，数而无力者，此气虚，以补中益气汤治之，不可发表，若沉候微数，四肢厥逆，以四逆汤治之。

疫证初起，两手脉平，此疫证挟寒，药宜寒热并用，按三阳经升散清解治之；若脉不甚数，热不甚热，舌上白苔，以达原饮治之，若脉有革象，以人参败毒散去前胡独活加荆芥治之，若脉促而有力，此为邪正相搏，以人参败毒散加大黄治之，若脉促而无力，此为正气虚，邪气实，宜重用参，轻用大黄。此疫证初起治法也。若病疫日久，六脉俱闭，神昏若死，虚实难辨，以冷水洗两手及胸前，其脉必现。审其有力无力，或大或小，若大而有力者宜攻下，若小而无力者宜清补。脉若数息一至，如屋漏状，其脉有神力，此系热毒结寒，宜急攻之不可补，若脉来无神力，系正气虚邪气实，宜补中带攻，若脉细如丝，但有浮候，且代散者乃死脉也。

《温疫论》有传阳不传阴之说，殊不尽然。凡病疫而嘻笑不止者，此邪传心经与包络也，两目不睁而脐轮痛者，邪传脾经也，周身筋痛抽掣者，邪传肝经也，腰腿痛者，邪传脾肾经也。但传经虽入三阴，而治法仍归三阳。凡病人好仰卧者，胸中有热也，喜俯卧者脾经有热也，侧卧以面向内者，三焦俱有热也，卧而反复不安者，此阳明下证也，周身壮热，半侧半俯，卧而不动，两目不开者，热结脾经也，俱以承气汤下之。凡病疫而唇外裂或紧如撮口风者，此阳明脉伤，其证多危，宜以人参白虎汤加大黄治之。凡猝病而周身壮热，或周身厥逆昏不知人，俱宜承气汤下之，惟三冬节候不在此例矣。

问难

或问曰：仲景作《伤寒论》，一百一十三方，三百九十七法，何伤寒而立方如此之多，立法如此之广，且既为伤寒而立方，何多寒苦之药？有攻下之药如大青龙汤，以麻黄汤加石膏，又桂枝汤加大黄，理中汤加大黄，附子与大黄并用，名附子大黄汤，其中有纯用苦寒药者，如三黄石膏汤、四承气汤之类，岂伤寒而可用攻下之药耶？

曰：仲景之《伤寒》皆遵《内经》六经传变而作。《内经·热论篇》，黄帝问岐伯曰，热病者皆伤寒之类也，或愈或死，其死皆以六七日之间，其愈皆十日以上者何也？岐伯曰，人之伤于寒者，则为热病。此二句仲景以后，历代名医未有一人能解。又曰热虽盛不死，其两感于寒者则必死。一日太阳受之，二日阳明受之，三日少阳，四日太阴，五日少阴，六日厥阴，七日太阳，汗出而愈，此传经之常也。其有越经传者，或传一二经者，或不传经而愈者，或传遍六经不愈，复从头再传至十四日乃愈者，有独在一经十余日不传者，未可以一概论也。夫寒证无传经之理，凡传经者皆热证也。方书有言寒证传经者，皆不明《内经》之旨也。盖寒在太阳，一麻黄汤足以了之，何必多立方多设法乎！惟热证传变无常，或合或并，不得以一方治之，一法限之。要知仲景之书，乃治热证，并非伤寒，然亦可治伤寒，而又不仅可治热证与伤寒，并可治

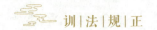

一切杂证。凡业医者必精习《内经》，讲求仲景之法，庶不误人也。

或问曰：伤寒之证，治在足之三阴三阳，而不言手何也？

曰：天以五气养人，地以五味饲人，气味失其和平则人病。盖足之三阳从头走足，是天气下降也，足之三阴从足走头，是地气上腾也，人在气中，气不合则人病，故六经之病，先从足三阳，后传足三阴，乃天地之位，上下之分也。

手之三阴自内走外，手之三阳自外入内，则内外之分也。太阳证之麻黄汤，其桂枝为手少阴之药，杏仁为手太阴之药，桂枝汤之桂枝、大枣为手少阴之药，足阳明证之白虎汤实手太阴肺之药。凡足六经之证，俱多用手六经之药，又何尝言足而不及手哉？

或问曰：仲景立《伤寒论》一百一十三方，三百九十七法，亦云多且详也，而不言瘟疫，何也？

曰：伤寒之书，乃治热病之方，亦有治寒之方，而治瘟疫之法，亦不外此。吴又可作《温疫论》，所用之方，实出仲景之书，是瘟疫亦热证也。大抵一人独病，不传染者为热病，一方传染，比户相似者为瘟疫，治同一法。有得于天气者，如气运之胜复，寒暑之不调是也。有得于地气者，如久晴久雨，燥湿之相攻是也。有得于人事者，如纵酒好色，饱食暖衣，或大兵大荒，愁怨焦劳而得也，故不问其为热病，为瘟疫，但就六经之脉，寒热虚实表里而治之，则无不愈。其有死者，乃极虚之人，不任攻亦不受补，或系两感而攻补不及也，虽曰天灾，亦人之自贻伊戚也。

冷水洗说一

或问曰：先生治疫症每用冷水，或饮或洗莫不奏效，其故何也，盖古法乎？抑先生之创作也？答曰：水洗之法载于《内经·刺热篇》，云衣之寒衣，处之寒地，予因之用洗法。饮水之说，见于仲景《伤寒》书云，渴欲饮水，宜少与饮之，多饮则水停心下而悸，治宜泻心汤。仲景之伤寒即疫证，以其按

《内经·热论篇》六经传变而立方也。"热论篇"中黄帝问岐伯曰：热病者皆伤寒之类也。何为类？以伤寒与疫证初起皆头痛身热，无汗恶寒，但伤寒不传经，疫证传经耳。《内经》言热病不言疫证，盖一人独病不传染者为热病，相传染者为瘟疫，热病与疫证治法无两。吴又可言疫证初起即在膜原，以为气从口入，传染病原是如此，人遂以为又可创见，不知膜者，隔膜也。仲景先有凉膈散，又可师其意而别立一方，以为隔膜前连鸠尾后连侠脊。脊者，太阳所过之地也。热病与疫证皆属火，火盛则水衰，火盛水衰则津液枯竭，故唇焦齿舌黑，非壮水以制火，则津液枯竭而死。予思草木根茎，虽有性与味而无生气，且有毒，不如冷水为天地中之生物，且无毒，饮之则火因水之凉而消，津液因水之生气而生也。人不知水之性，故畏而不敢饮。不知易言坎为水，坎卦阳爻在中、阴爻在外，是以水之味阴而性阳也。坎卦中之一爻，即乾卦中之一爻，故河图洛书言，天一生水也。天一生水即膀胱壬水也，阳水也，人物草木，资之以生，故为治疫证之良药，起死回生之仙方也。况病垂危，杯水难救车薪，故洗之饮之，应乎辄效。

冷水洗说二

热证用水洗，方书原无明文，因读《内经·刺热篇》有衣寒衣，处寒地之说。遂悟出洗冷水一法，屡试辄效。又读《内经》龙雷之火不可以水折之句，因悟出非龙雷之火皆可以水折一法。于是凡遇热证皆可以冷水洗之，取效最速，且不费药资，大有益于贫苦之人。非创为也，乃因前人未尽言者而发明之耳。世人浅见寡闻，咸以为怪，岂冬日饮汤，夏日饮水，亦可怪乎？热证用水洗，亦夏日饮水之义也。且不但瘟疫之证乃用水洗，凡遇头痛、腹痛、足手痛系热证者，洗之立愈。愿世之业医者，将《内经》一书熟读精求，可悟出千万法门，不特热证用水洗之一法也。

冷水洗法一

五行生克，水能制火，瘟疫热甚，以水洗之最为捷要。用之宜当，不可失宜。初起壮热无汗者宜洗，热不甚而有微汗者不宜洗。久病肌肤甲错者宜洗，神昏气怯者不宜洗。大渴欲饮水而汗不出者宜洗，若饮水而周身汗出者不宜洗。脉洪数有力者宜洗，脉细数无力者不宜洗。有斑疹而热不退者宜洗，热不甚者不宜洗。周身痛而脉浮洪数急者宜洗，脉沉数者不宜洗。周身皮肉筋如抽者宜洗。面赤目红者宜洗，面目色白者不宜洗。鼻衄不止者宜洗。周身壮热，四肢僵硬，脉洪数有力，目睁不合，状若死人，宜以冷水泡之，俟周身软柔，目动能言乃止。凡冷水洗法：初洗畏寒，洗至不寒乃止；初洗不寒，洗至寒乃止，总以面唇色白为度。病疫周身厥冷，恶寒拥被，且欲近火者，此似伤寒之证，观其舌象，或黄或白，或枯黑无津液，或目黄赤，或然三冬时节，俱不可认为伤寒，以水洗之厥回而愈。

冷水洗法二

瘟疫之来，初起未有不恶寒者，恶寒之时，不可洗也。疫证伤里，脉厥身厥，肌肤手足俱寒，似不可洗，当急洗之，何也？初恶寒而不可洗者，太阳证未罢也。后厥而洗者，阳极似阴也。身常有微汗而不可洗者桂枝证也。身有大汗而烦渴，内当饮水，而外当洗者，阳明证也。周身痛而先汗，误用汗药，汗反不出，周身肌肤甲错而烦渴，此热伤津液，则当外洗冷水而内服焉。先服冷水而汗即出，不必洗；服冷水而汗不出，热不减，乃腠理分肉之处，为热血凝结，必多洗之，洗后必发寒战，随即汗出而愈。若寒战而汗不出，或汗出不齐半身而止，此正气虚也，法当补气生津，汗透而病自愈也。

冷水洗法三

热病可洗固矣。然用水之多少、温凉，洗时之久暂，又各有不同，当视其人之强弱，脉之虚实，病之轻重。凡人强而脉实者，任多洗亦无妨。若人体弱而脉虚者，则不可多洗：多洗则热反凝，以虚不能任寒也。当以温水洗之，畏寒即止，不可过用也。

牛粪水饮

六疫之证，凡无力延医者，将黄牛粪搅水澄清饮之，能令汗出而愈，此方传世已久，勿视为等闲也。（余意以为：牛食百草，不乏发汗解表、清热解毒之味，牛粪中更有牛胆汁故而有效）。

六疫之证，初起皆恶寒，至发热之时，以干牛粪一升，烧焦焠水洗周身，可以不药而愈。

疫证下法

治疫重在攻下，然有当下不下者，有不当下而下者。邪入阳明，齿黑舌焦，或牙缝出血，或出黑水，此宜下也。若脉至如沸，数大无论，但有浮候，而中候、沉候全无者，此为阴亏已极，孤阳独存。骤下之则阴气下泻，必至不救，宜以生地、元参、知母、黄柏、花粉、石膏、沙参（方一）等大剂与之，以救阴气。俟脉稍平，中候沉候有力，然后下之。下后若齿黑唇焦，脉细如丝，此为元气虚，骤下之则元气脱而死，宜重加洋参于前方（方一）内，俟脉大有力，然后下之。此当下不下也。疫证初起第一日本无下法，周身壮热，舌上无苔，亦无下证。倘猝然昏迷，脉数气粗，或张目不语，或闭目不言，或烦燥欲狂，此为热结三焦，亦宜下之。此不当下而下也。但下后亦观舌何色：凡舌黑起刺裂，下后则色白有津液，此为顺证，若黑苔虽脱，舌色鲜红干滑，此为热气倒攻胞络，不可再下，宜以前方（方一）与之，俟舌苔黄白有津液，再下之。下后复倒攻胞络，仍如前治法。若黑色去而舌紫黑，此系热毒结于胞络，宜以赤芍、赤小豆、连翘、花粉、牛蒡子、粉丹、生地、麦冬、黄连、甘草、大黄（方二）等治之，不可下，若舌上有紫黑色点如豆大者，必用桃仁，若舌尖鲜红，此心经有热，亦以前方（方二）治之。

证当可下之时，形体与脉象俱实，则直下之无疑，若人与脉俱弱，则先补而后下。故唇齿焦黑，有下之而生，亦有下之而死者，虚实强弱之异也。夫证当急下之时，而脉微弱无力，下之则亡阳，当先补其气，若脉数大无伦，下之则亡阴，当先补其血。补气以参麦散大剂与之，补血以阴八味主之，或玄麦饮、元麦地黄汤。俟气足脉稍平，然后下之。若虚实俱见，以黄龙汤主之，不可执吴又可瘟疫忌用人参之说。盖人参之性，随人变易，熟用则温，生用则凉，入姜附则热，入元麦则寒。凡药皆然，又不独人参也。彼瘟疫服人参而死者，皆误入燥热之品所致耳。吴又可重下法，而轻补法，盖未精求仲景之旨。仲景以伤寒为热证，故立方以救津液为主，教人慎汗慎下，盖恐其亡阴阳也。

附疫证方

党参 15 g，柴胡 10 g，黄芩 5 g，半夏 5 g，桂枝 10 g，白芍 10 g，麻茸 5 g，川枣 3 枚，大黄 5 g，芒硝 2 g，粉葛 10 g，甘草 5 g，甜酒曲 1 个（炮），黄精子 10 g，干姜 5 g。

本方为杨言三的疫证通用退热方，由葛根汤、小柴胡汤、调胃承气汤三方加味组成本方。

功效：退热，发汗解肌止痛，和解少阳，内泻热结。

症见：热重寒轻，肢节烦痛，舌苔先白后黄，大便结，小便色黄，六脉带弱。

热重咽痛者加银花、连翘、桔梗、石膏，利咽消肿止痛，解毒散结，宣肺祛痰。

方解：①葛根、麻茸、桂枝、白芍、干姜、红枣，发汗解肌退烧。②柴胡、黄芩、党参、半夏，和解少阳。③大黄、芒硝、甘草，内泻热结。*

---

* 此种字体为编者整理时所添加的内容。

慎用苦寒药

六疫原系热证，故宜慎用燥热之药。然苦寒之品，亦不可误用、多用。盖苦寒之品能除热，亦能凝热。故仲景之方，其当用凉寒之处，不过一二味，俱按经用药。初未尝将凉药一概入剂也。其凉药分两之轻重，亦视其热之多寡。热重而凉药轻，尚足以减热，热轻而凉药重，反足以凝热而增寒也。医者察其何经有热，当用何药治之，如少阳黄芩、阳明石膏之类。不可攻伐无过，虚弱者，反佐以温补为得法也。

疫证用药禁忌

疫本热证，药忌辛热，宜苦寒，更忌温补。然有时而用之者，如姜、桂、附本是禁药，倘下后或初起时，口吐清水，此是脾经阳虚，亦宜附子理中汤，中病即止，不可过用。热结膀胱，桃仁承气汤亦用桂，中气虚弱，承气汤中亦当用参，数下后用养阴药而热不退者，宜以补中益气汤，下后舌黑有津液者，宜用八味丸。

至于凉药，亦不可概施。疫证初起，药宜辛凉，忌用苦寒。若骤用黄连、黄柏、石膏、犀角等，反能助热，盖黄连苦燥，苦能化火，黄柏苦寒，能伤胃气，身热无汗误用石膏，反伤胃气之阳，犀角虽凉，不能升散，反引邪入心经。四药俱宜慎用。石膏惟肌肤甲错，舌苔枯黑，或大渴、烦热、汗出不止者，乃用之，此外俱当慎用。黄柏惟右寸洪大，烦渴乃宜。犀角、黄连、用在下后，而心经与胞络有热乃宜。惟大黄始终不可缺，但有轻重之分，清解宜轻，攻下宜重。清解用大黄不得并用芒硝。盖大黄之性能横行上行，清解药中用为徒卒，随经指引，无所不到，若与芒硝并用，则直下行也。阳明下证，必重用大黄，佐以芒硝，此承气汤以大黄为君，芒硝为佐，而以枳壳，厚朴为使也。凡下证用承气汤而不下者，必属中气虚寒，宜以参、附佐之。总之，辛热温补药品，可暂用少用，不可久用多用，惟以养阴清热解毒为要。养阴不可用熟地，恐引邪入肾，以成脏结，多致不救。至于黄芪绝不可用。误用黄芪，则内外热毒壅塞，多致危亡。大抵补药多用于下后，下后阴虚者养阴，阳虚者复阳。仍忌辛热，宜补中带清，药宜甘平，如洋参、沙参、条参、扁豆之类，亦不可过用芪、术。

疫毒

疫证汗后，有余热凝而成大疮者，名曰疫毒。七日脓成而溃，忌用膏丹，误用则肉腐脱，且有不救者。惟按毒所在之经，用生药敷之即愈（黄连、黄芩、黄柏、栀子、大黄、芙蓉叶），如少阳用黄芩，阳明用石膏之类。若无药，以冷水常常洗之亦愈。

丹毒

疫证盛行之时，有发丹毒者，色红成块，块高于好肉，约厚如指甲许、壮热、焦痛、燥烦，发无定处，自上行下，自下行上，过腰脐则危，左右现交界即危，其色朝红而暮即黑，黑则难救。见有此症即以磁锋砭出紫血，凉水洗之，以紫流尽，红色即退为度。一日两次察看周身，恐其此愈而彼发。有发者，再向患处砭之。连察看三日，不发乃止。内服黄连解毒汤。小儿痘麻初起发热，亦有此症，砭法同，而用药则异耳，以升散、清解、攻伐为要。

伏热

天地之气，阳多阴少，故一岁十二月，惟冬月寒。人之一身，一小天地也，人之有病，热者居多。证之有热可见，有脉可凭者，人皆知之。而伏热一证，诸书未尝明言，医家少传授，后世医者，不知其证，不知治法，误用温补愈补则热愈伏，病愈深，犯者十之八九，今将其病状与脉象述于后。

伏热病状

伏热之状不一，人之周身，并无痛处，忽然大吐，饮食不能入，此热伏于阳明胃也。无故大泻，此热伏于阳明大肠也。周身无痛处，但嗜卧不欲起，此热伏于太阴脾也。有手足不痛而软，此热伏于少阴肾，太阴肺也，周身筋酸软，或微痛，或不痛，此热伏于厥阴肝也。大便时泻时不泻，此热伏于小肠也。酸、苦、甘、辛、咸五脏之味，凡有伏热者，即于五味微之。如肝热口酸，脾热口甘之类。有热伏于各经络者，痛在一处。有热伏于营卫者，痛处游移不定。一切伏热，俱忌温补。医者不知脉象误认为虚，轻者反重，重者致死。

伏热脉证辨

热证脉数，常也。惟伏热之脉反迟，热甚脉厥，厥者六脉俱不现也。有两寸关脉迟，两尺独数者，周身酸，手足无力，口不烦渴，又畏寒恶风，或以脉迟为阳虚而用温补药，不效，或以脉数为阴虚，火不归元而用八味丸，病反剧，肌肉消瘦，竟至不起。此未知伏热之脉象也。盖伏热之脉多沉迟而不浮数，惟沉候有力而数，或沉候亦迟，或迟中偶有一二动数象，独尺脉甚于诸部，或六脉俱厥，候之久忽然一动有力，或从左尺忽跃而止者，停数息又忽一跃，实而有神力，此真伏热也。升之诸脉皆出，再攻之则脉乃现热象。急攻急清，而诸病皆除。凡伏热舌苔无热象，口不干不渴，轻者清解，重者攻下，舌苔热象乃现。有热浅而现黄苔者，有热深而现黑苔者，有热极阴亏，而舌纯现红色者。其脉俱忌细数。若更兼吐血咳嗽者，其证难治。若独见舌红，养阴清热，而舌色退，起白苔，脉不数者，易愈。凡此伏热一证。富贵死者十之八九，若贫苦之家，不药而愈。

或问曰：前言伏热，已见大略，而热之所以伏者，未得其详，请言其故。

答曰：此天时人事之所致也。六气主客，均有胜伏。主胜客则伏，客胜主则不伏。《内经》言相持于气交是也，此天时谓也。《内经》又言：恬淡虚无，真气从之。奈人不善调摄衣食，伤冷伤热，伤饱伤饥，加之情欲扰乱，心思郁结，此人事之所致也。此二者皆于脉象参之。大抵因天时者，其脉实而活；因人事者，其脉虚而滞。然未有人事无亏，而天时足以害之者，业医者当以天时人事合参之可也。不此之察，而妄为调治，轻者致重，重者致死，则医之过也。

又问曰：此条但言伏热也，抑有伏寒伏火之证乎？

答曰：此即伏热一证言之，举一可以反三也。彼舌见黄色，下之反黑，初不渴，下之反渴，初不欲饮冷，下之反饮冷，非伏火乎？有六脉虚弱，温补不效或投以升散表剂一汗而愈者，非伏寒乎？由此推之，有病腹泻，六脉虚浮，温补不效，加防风、桂枝而愈者，非伏风乎？伏风之脉，两关中位之中空，伏火脉沉数细，多见于右尺，伏寒沉紧，独见于左尺，伏暑之脉，浮而濡微数，身有微汗，不甚恶寒，四肢常软而无力，推而广之，更有伏饮、伏痰者，皆可于脉象求之也。夫天地之气，阳多阴少，阴阳之气，阳长阴短。丹溪、河间二家，深明此义，奈后人谓其偏，而专用温补，遇此一切伏证，百无一生，委之于命，不委于医，冤哉。

痢疾论

痢疾云者，利而不利，不利而利之谓也。利者通也。病之来里急后重，以言乎通，又觉滞塞，以言不通，实又淋漓。其病源有二。一因天时所致，二因人事所伤。然苟能节饮食，勿贪厚味，勿乱食生冷，不致脾胃受伤，虽于时亦不能为患。痢疾秋日最多，此天时为之也。物必先腐而后虫生，果能善养脾胃，则中气足，自无此患。

痢疾，有红痢，有白痢，更有黄、绿、黑三色。人以红为热，白为寒，非也。盖邪伤营则色红，邪伤卫则色白。色红者和血，色白者行气。总属正气虚，邪气胜，治宜攻中带补。

痢疾红白二色，皆有寒热。或寒或热，初起之时，皆发热脉数，口渴喜饮冷，若饮冷而愈热愈渴，痢仍不止者，寒也，饮冷而痢止此者，热也。舌色青白而多津液者，寒也，舌色或黄或白而厚，且少津液者热也。左手脉大者，寒也，右手脉大者，热也。寒以汗解桂枝加白术附子汤，热以清解，三承气汤。

痢疾初起，左手脉大，而外不发热，乃属中气虚，当急补脾胃，微利其气而勿破气。盖破气则中气愈虚，而邪愈不能出。痢疾初起，右手脉大而外有身热头痛之症，则系表有寒，里有热。宜先去其寒，后治其热。治热必按其热在何经，不可乱用苦寒药，以伤胃气，妄伐无辜。如下痢五色并见者，五脏之色皆是也。治法以脾胃为主，虚则补之，可用理中大黄汤，实则攻之，可与三黄石膏汤，或大小承气汤。又必攻不伤正，补不助邪乃为合法。

痢疾脉辨

痢疾既作，其证不一，须于脉辨之。脉浮缓者风也，当养血。脉濡弱者暑也，当补气。左手脉沉紧者寒也，当温。右手脉沉紧者，中毒也。初起腹痛难禁者，是阳毒主以大黄，阴毒主以巴豆，当于舌苔辨之，青紫黑红者是。右手脉大，其舌苔如疫证者，疫也，但治其疫而痢自止。而头痛身痛者，表证也，法当表。痢而头重身重者湿也，法当先汗。舌苔底白面黄者，伤食也。六脉洪数，周身壮热，面赤红而口渴，而舌苔不见火象，且有津液者，此阴盛隔阳，宜大温补。误用凉药必死。痢初起而眼眶陷者，脾败也。初起而痢清水无关闭者，肾败也。俱系危证，补之不及即死。若能饮食，舌齿滋润尚可治，不能饮食，舌焦齿黑者不治。大抵痢疾皆由正气虚邪气实，误补无妨。误攻则变证百出。误用热药不即死，误用苦寒必速死。慎之慎之。

痢疾药方

第一方：热痢，生党参一两，大黄（按邪之轻重用之）。

寒痢，炒党参一两，巴豆（炒，去油，重不过三粒）。

第二方：党参（虚者重用），当归（赤者重用），白芍（白者重用），桔梗（气下坠者重用），桂枝（有表者重用），薤白（气滞重用），马通（气滞

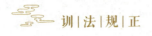

者重用），甘草。

如气滞加木香，腹痛加桂子，伤冷水加干姜、神曲，呕吐腹痛加藿香、砂仁，毒痢便带黑色加明雄。随证加减，此和平之方，老幼强弱、寒热虚实皆可用，但力缓病重者须四五剂可愈。

噤口痢药方

热噤口：生党参一两，石膏一钱，甘草一钱，生姜一块，生米，此方宜凉服。

寒噤口：炒党参一两（米炒），桂子一钱（米炒），甘草一钱（干炒），煨姜一片，炒米一撮，此方宜温服。

以上二方，不但治噤口，凡一切呕吐、水浆不入之症，皆可以此治之。若服药呕吐，可少服，依次加添，候不吐然后任意服之。如遇瘟疫之痢必于方中加藿香、雄黄。

刘河间曰：痢疾行血则便脓血愈，调气则后重自除。

痢疾戴阳格阳辨

病痢面色，常青白黧黑晦暗，此病色也。惟戴阳格阳二证，面色皆光明红润。格阳为中寒甚，其病犹轻，戴阳则真阳内亏，虚阳外浮，其病独重，格阳之治法，在温中，理中汤主之。戴阳之治法在回阳，阳八味主之。此二证之脉，皆洪大滑数，但左大于右，口渴，喜饮，两证皆然，实大寒大虚之证。误投苦寒则不救。

疟疾（节录）

或问曰：《内经·生气通天论》言夏伤于暑，秋为痎疟。"疟论篇"言痎疟皆生于风。又言先寒后热者为寒疟；先热后寒者为温疟，单热不寒者为单疟。则不专言风而兼言寒，疟论中不言治法脉象，而他处言疟脉弦，治主少阳，其义安在？

曰：夏伤于暑，秋为痎疟，此举其常而言也，论中因又言四时皆有疟也。其曰痎者，痎字从亥属风木，非必夜发者乃为痎也，凡疟之发于夜者，用升发之剂则发于昼，其先寒后热者名为寒疟，以邪先伤营也。先热后寒者，名为温疟者，以邪先伤卫也。二证寒热各半，当以各半汤兼寒热轻重治之。单热不寒名为单疟者，乃纯热之证，治亦清解，亦有白虎汤、承气汤、桂枝大黄汤、大柴胡汤之治法。言脉弦者木象也，主少阳者，以邪在于营，寒而不渴，治在太阳。邪在于卫，热而烦渴，治在阳明，少阳乃介居其中为转枢，故脉弦而主治亦在少阳也。

又问曰：如此言之，疟疾止在三经矣。而"刺疟论篇"又言十二经皆有疟，何也？

曰：此言疟有十二经之见病也，且六气皆有疟也，疟脉不但弦也，治法不但在少阳也，六气皆有疾，故疟不定在秋，而四时皆有疟，疟脉不但弦，而有寒之紧，热之数，伤食之滑，伤冷物之迟，火之洪数，然皆微有弦象，所以疟脉，以弦字主之。凡六气惟风善变，疟疾之发，攸寒攸热，时作时止，故经皆生于风四字括之，而以寒时之凛栗属太阳，热时之烦渴属阳明，脉之弦属少阳，为治法之纲领也，其十二经之参见，病证之集出，不过带治而已。

治疟之法：疟证初起，香苏散散之。继用加减小柴胡汤和之。二三发后止疟丹截之。久疟脾虚六君子汤加柴胡补之。中气下陷，补中益气汤举之。

传尸瘵

凡人家男女，十五六岁，身无苦，但肌肉消瘦，久则咳嗽潮热，腹痛如泄而死（现代医学之肺结核、肠结核是也）。前后相继而死者，如出一辙，此传尸瘵也。

凡传尸瘵皆有虫，无形影可见。人病（或死）则虫由其鼻中飞出，而直入生人鼻口，初不自觉，久则人病，病则死。其形状与前死者无异。如此死者，依然传病害家，治法：如人病，令其独处，可免再传之患。大凡染传尸瘵者，其人中气必虚弱，即以六君子汤加左盘龙、明雄共为末兑服。

卷五
外感内伤

外感内伤辨

伤于风寒暑湿燥火为外感，伤于七情六欲、饮食作劳为内伤。考书有载：外感发热热无间，热在皮肤，热自内轻；内伤发热时而止，热在肌肉，热自内泛。外感手背热，内伤手心热，左寸脉候外感，左寸浮甚则伤风，紧甚则伤寒，虚甚则伤暑，沉细甚则伤湿，虚数甚则伤热，皆外所因。右寸脉候内伤，右寸紧甚则伤食，濡甚则渗泄，散漫则伤精，芤甚则便血，皆内所因。外感宜祛邪，内伤宜养正。

外感六淫

风

风为百病之长，其性轻扬，善行而数变，起病急，消退快，病位游走不定。风邪外袭人体，多自皮毛肌腠而入。风邪袭表，伤人卫气，则见发热恶风、自汗头痛、肺气失宣则咳嗽、鼻塞流涕，脉浮，谓之伤风。

风郁皮肤，则皮肤瘙痒，此伏彼起；风袭肌腠，则麻木；风袭经络，则强直痉挛、抽搐、角弓反张；风兼寒湿流注关节，气血运行受阻，则四肢关节疼痛，屈伸不利，走窜不定，所谓风痹者即此。

伤风脉象浮数，但数不紧，左浮者，风寒也，右浮者，风热也。凡治风证，俱宜桂枝汤，但风寒为病，用桂枝陈方即愈，若风热则不然，右寸脉大者证兼阳明加石膏，左关脉大者证兼少阳加柴胡，左右俱浮，右手微大于左手者，太阳兼阳明也，加粉葛，寒君桂枝，热君白芍，浮而细数，风兼燥也，加瓜蒌根，浮中带洪，风兼火也，加大黄数分。如风在皮肤，症见疥癞，当用白花蛇，症见皮肤瘙痒，当用防风、荆芥、蝉衣、牛蒡子、蛇蜕、桑枝、地肤子。

寒

寒为阴邪，其性清冷、凝滞、收引，伤人阳气，阻碍气血运行。寒邪伤于肌表，郁遏卫阳，称为伤寒。寒邪直中于里，伤及脏腑阳气，则为中寒。寒邪犯表，损伤卫阳则恶寒。正气抗邪，正邪相争则发热，皮毛受邪，内舍于肺，肺气失宣降，则咳嗽、鼻塞；寒客血脉，则气血凝滞，血脉挛缩，可见头痛，身疼，脉紧；寒客经络关节，经脉拘急收引，则肢体屈伸不利，寒邪凝结，阳气不达四肢，则四肢厥冷。

寒邪致病，邪在太阳，如寒伤营，则恶寒、无汗、发热、头项强痛、身痛，肢体屈伸不利，或喘嗽、苔白、脉浮紧，此为伤寒，宜发表，麻黄汤主之。麻黄汤治冬令太阳伤寒，在温热时当合凉药配用。此方气峻而勇，体虚气弱者受之，或有汗多亡阳之虑。桂枝汤治太阳伤风自汗，若里寒自汗者，误用加桂枝汤，则危殆立至。太阳经表证亦可用加味香苏散代前二方之用（加味香苏散，香附紫苏甘，荆防陈芎姜，秦艽蔓荆添）。此方药稳而效，随证加减，四时可用。

如邪传阳明经，额头眼眶胀，用升麻葛根汤加味治之（升葛汤方表阳明，芷荆姜苏芎同行，无汗口渴加知母，自汗渴甚加膏参）。

如邪传少阳经，则头痛在侧，耳聋、目眩、口苦、寒热往来，胸满胁痛，头汗，心烦呕吐，舌滑脉弦。此邪在半表半里，既不可发表，也不可攻里，宜和解，用小柴胡汤随证加减治之。此方清透并用，扶正祛邪，和里解表，使邪不致内向而外解。

治表寒之品，其性味多属辛温，辛能发散，热能胜寒，辛温之品能使肌表之邪外散，或从汗解。如麻黄、桂枝、羌活、紫苏、白芷、藁本、荆芥、防风、辛夷、香薷、胡荽、葱白、苍耳、细辛、生姜等，皆辛温发散寒邪之品，但各有功能主治，药力缓急，临证当审实以为用，而不可妄投。此治表寒之概也。

如寒邪直中三阴，脏受寒侵，当急温之，不温则危。寒邪直中少阴，手足厥冷，下利清谷，身疼腹痛，但欲寐，脉沉细，用四逆汤随证加减治之。

正伤寒脉数而紧，寒疫之脉数而不紧，正伤寒脉，左手大于右手，寒疫之脉，两手脉大小相等，或右手微大于左手，不似火证之脉，右手大于左手数倍。治法：无汗宜葛根汤，有汗宜大青龙汤。其不归经而散见各经或人参败毒散及九味羌活汤，先祛其寒，寒尽而热独存，引热归于阳明，按三承气汤治之，其不传阳明而传别经者，按传经之法治之。

暑

暑为阳邪，暑性炎热升散，为病必见热象，最易耗气伤津，暑多挟湿，常与湿邪相混成病。暑邪为病多在夏至后立秋前，其轻者为伤暑，其重者为中暑。

暑邪伤阴发热则有青蒿可用，或言暑有宜于参、芪、术者，是因暑能伤气，气补则暑可除，有言宜于黄柏、黄连等诸药，如上所言宜用之药，当知其使用之意，若意义不明，无论是阴是阳，是虚是实，概为投服则误矣。

伤暑疫之脉，数而无力，体多汗，与夏月中暑者不同，夏日所中之暑阴证也，治宜温，暑疫之脉阳证也，治宜清。而苦寒之品，亦非所宜，当以清暑益气汤治之。盖暑本热证，而与火不同，火证之热，譬之炭火也，可以焚柴，可以燎原，暑热之火，如汤之热，如日之烈，不能焚物，故治火以苦寒，治暑以清凉。二证均有汗，何也？中暑者或因热极饮冷，内热为寒所凝，或因避暑坐卧阴湿之地，表热为寒所搏，凡中暑之人，多由气虚，气虚者表阳不固，而汗出也，故宜温以散寒，补以祛暑，暑疫者，暑气所伤也，暑气者四时蒸热之气，非夏日之酷热之气也，夏日之热正气也，四时蒸热之气，邪气也，热伤气，故宜补，热伤风，故多汗宜清。

湿

湿为阴邪，易伤阳气，湿性重浊趋下，易袭阴位，湿性黏滞，其病多变，如湿滞经络、伤湿、暑湿、湿痹、湿阻等。内湿多由过食生冷酒肉，脾失健运，水湿停聚而生，内湿多病在脏腑。外湿未除，可内入脏腑；内湿未除，亦可外溢肌表。

伤湿乃表湿证。湿邪犯表，卫阳失和则恶寒发热。肺气失宣，则鼻塞流涕。湿阻气机，脾胃运纳失职，则胸闷脘痞。清阳不升则头胀痛。湿邪留着肌肉，则肢体困重不适。湿邪犯人，津液未伤，故口淡不渴，小便清长。苔薄白而滑，脉濡缓。

冒湿，多因感受山岚瘴气，或天阴淫雨，晴后湿蒸，人感其气而致。湿邪犯头，困阻清阳故头胀痛，昏重如裹。湿阻气机，阳气布达受碍，故四肢倦怠，遍体不舒，脉濡缓。

湿痹乃湿邪流往关节，气血痹阻不通而致，四肢关节酸痛、重着，固定不移，关节屈伸不利，舌质淡，苔白腻，脉濡缓。

湿阻乃湿犯中焦，困阻脾胃之证。湿犯中焦，脾失健运，胃失受纳，水湿停聚，可见胸闷脘痞、腹胀腹泻、大便不爽、小便短涩、水肿腹水等症。湿邪内盛，阻遏阳气，使阳气不展，清阳不升，则身体困倦乏力思睡。若湿浊下注，则见淋浊、带下、泄痢等秽浊症状，或下肢水肿等症。

至于中寒而湿不去，则有宜于燥矣，凡白术、陈皮、红蔻、草蔻、川椒、蛇床、伏龙肝、陀僧皆属燥类。

湿疫之脉数，数不流利，体重微汗，头眩若蒙，甚者周身痛，先治以风药，后渗其湿，风药主以九味羌活汤与神术散，泻药主以五苓散，目黄者

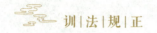

主以茵陈五苓散，周身黄者主以茵陈汤，药味宜辛苦，忌甘酸，以甘缓而酸收也。

燥

燥性干燥，易伤津液。燥邪致病有外燥内燥两类，外燥乃外感燥邪而发病，又有温凉燥之分。温燥，初秋气燥而热，人受其邪，肺卫失宣是为温燥。燥热袭表，表卫不和则身热自汗；燥热犯肺，肺失清肃则干咳无痰，或痰少而黏，难于咳出，甚而痰中带血；燥易伤津，故口唇咽鼻干燥不适，渴欲饮水，舌干苔黄脉浮数。凉燥：深秋气燥而寒，人受其邪，肺卫失宣是为凉燥。寒燥袭表则恶寒无汗头微痛，寒燥犯肺则咳嗽喉痒鼻寒，燥伤津液，则口鼻干燥，因燥偏寒故口不甚渴，舌白而干，脉浮。内燥乃津液精血不足，如高热伤阴，或汗下伤津，或失血过多，或久病精血内夺而致。内燥可见口干咽燥，皮肤干糙，毛发干枯，大便干结，肌肉消瘦等症状。

燥邪伤人，多从口鼻而入，其病从肺卫开始。肺开窍于鼻，故燥邪最易伤及肺津。燥伤肺津，则肺燥不润，大肠亦自必渐涸而与之俱燥。有因风而燥、因火而燥者，尚有水极而燥，寒极而燥者，当细辨之。

燥疫之脉细数，病初起右寸微大，治宜清润，忌用辛燥之品，病不专在一经，治法统归于肺，其传变无常，有皮肤痛者，燥在表也，体实以麻杏甘石汤治之，体虚以清燥养营汤治之，有肉痛，筋痛者，燥在营卫也，以桂枝汤加石膏治之，有入里而腹痛者宜下，或手足痛，痛在一处者，按所属之经治之。

火（热）

火与热，均为阳盛所致，同类而程度不同，火为热之极，热轻而火重。火热为病有内外之分。属外感者，乃外感温热邪气所致；风寒暑湿燥等外邪入里也可化火，七情内郁亦可化火。

火热之邪，其性燔灼炎上，易伤津耗气，生风动血，易致痈肿疮疡，且能扰乱心神,火热伤人,燔灼气分,则壮热口渴,喜冷饮,面红目赤,舌红苔黄,脉洪数。若火热入营,灼伤营阴则身热夜甚,营阴蒸腾则口反不甚渴,火热入血,耗血动血,则见吐衄斑疹,聚于局部,腐蚀血肉则可发为痈肿疮疡,若扰乱心神则可见烦燥妄动、神昏谵语等症。火热入营血,舌红绛,脉细数。

火热为病,他如风寒闭火,则可散而清之,暑热伤气,则补而清之,湿热之火,则或散或渗或下而清之,燥热之火,则润而清之,伤食积热则消而清之。此外感实火清法之概也。

若火热之邪已在于里,法当清热泻火。里热有邪在气分血分之分,有脏腑之异,有虚热实热之别。气分实热者,可见高热汗出,烦渴、谵语、小便黄赤、舌苔黄燥等症,则用白虎汤之类以清之。血分实热者,可见血热妄行、血衄、班疹、烦躁、舌绛,甚而神昏等症,则用犀角地黄汤之类以凉之。若气血两燔则清气凉血并进,用清瘟败毒饮之类治之。若表里俱热,则发表清里,表里兼治,用三黄石膏汤之类治之。若火气郁结,内有实邪积热,则攻里泻实,用承气汤之类泻之。

清热泻火当分清脏腑。清热泻火之味,其类甚众,观其要者,泻心火则有黄连、栀子、连翘、木通。泻小肠火,则有木通,前仁、灯心。泻肺火则有黄芩、知母、贝母、桑白皮。泻大肠火则有黄芩、生地。泻脾火则有黄连、白芍、石斛。泻胃火则有石膏、大黄、芒硝。泻肝胆火则有胆草、青黛、柴胡。泻肾火则有黄柏、知母、童便、青盐。泻膀胱火则有猪苓、泽泻、黄柏、木通、海金沙。

再如阴虚内热,虚火上炎者,则当以补为清,用滋阴、理脾、补气、退虚热等药,按法施治。如六郁不舒,火从内发,则用越鞠丸之类以开之。肝郁气滞,血虚火旺,则用逍遥散之类以调之。劳倦伤脾,中气虚,身热、心烦、四肢困倦、少气懒言,则用补中益气汤以补气升阳。若真阴不足,虚火上炎,则用六味地黄汤或加知柏,以壮水制火,若真阳不足,肾气虚寒,逼其无根失守之火,浮游于上,当以辛热杂于壮水药中导之下行,如牛膝、车前、五味、破故纸、桂附八味汤之类，以引火归元，此虚热虚火，清法之概也。由是而知，实热实火者以凉为清，虚热虚火者以补为清也。

清热之品，其性寒凉，易伤脾胃，使用时当兼顾正气。对脾胃虚弱者，当补以健脾之药，对脾胃虚寒者，或病后产后，尤当慎用，对真寒假热者，尤须明辨，不可妄投。

虽曰热证宜清，然清剂不可太过，太过则寒证即至矣。凡病热者，清之不去，攻之不可，是无水也，当滋其水以制之

火疫之脉，浮洪而数，右手大于左手数倍，初起以三阳升发之品治之，不可骤用苦寒之药，《内经》所谓火郁发之是也，后则俟其传经，以仲景六经传变法治之。

痰

痰乃人体因外感或内伤引起水液停滞结聚而致。痰之为物，无处不至，上至巅顶，下至涌泉，内而脏腑，外至筋骨皮肉。痰由咳嗽而吐出者为有形之痰，其停留于脏腑经络，手不能触及，目不能见之者，为无形之痰。痰之为病，症状非一，痰多与他邪合而为虐，故痰证又分风痰、寒痰、湿痰、热痰、燥痰、痰结、虚痰、郁痰、食积痰等。老衰久病之痰必先振阳。人至年老，元阳亏损，神机耗散，则水中无气，而津凝血败皆可成痰，或肾阳不足，水泛为痰。酌加化痰药，切不可漫投补剂，误实其实。

常见痰证，如风痰清稀多泡沫，风寒痰以金沸草散加减治之，风热痰以桑菊饮主之。寒痰清稀色白，其人形寒肢冷，面色青白，气短，以杏苏散或华盖散加减治之。至于祛痰之药，祛风痰则有半夏、苏子、覆花、细辛、南星、白附子、僵蚕、牙皂、木槿花以为选用。散寒痰则有半夏、苏子、覆花、冬花、紫菀、白前、白芥子、皂荚、干姜、胡椒、草蔻以为采择。除湿痰其药则有半夏、陈皮、覆花、苍术、白术、石菖蒲、茯苓、草果、皂荚、白矾、南星、白附子、淫羊藿、远志以为审用。化热痰其药则有冬花，紫菀、瓜蒌、贝母、桔

梗、前胡、葶苈子、白果、桑白皮、枇杷叶、胆南星、兜铃、射干、地龙、大海、牛黄、竹黄、竹沥、竹茹、礞石、海浮石以为选入。化燥痰则有贝母、桔梗、百部、葶苈、大海、海浮石、梨汁等以为选择。而沙参、玉竹、阿胶、二冬、知母、花粉等能润肺燥，亦可用其润燥以利化痰。化食积痰则有莱菔子、莱菔根、枳实、枳壳、礞石、香附等以为采用，而神曲、麦芽、山楂等能消食积，亦可用其消积以利化痰。化痰结则有牡蛎、瓦楞子、海藻、昆布、海蜇、海浮石、海蛤壳、葶苈子、皂荚等以为采选。凡此乃治痰药之大概各有性味主治，临证当审实以为用。

诸风分治法

风为百病之长，其性轻扬，善行而数变，善动而不居，四时均可致病。

风证分辨治法

按风为阳邪，乃风寒暑湿燥火，冒触而然，腠理开则洒然寒，闭则热而闷，其寒也则衰饮食，其热也则消肌肉，阴虚火旺，痰随热涌，故不省事，血虚风中左体为左不遂，气虚风中右体为右不遂，风中筋脉则拘急，风中口面则㖞斜，风中舌本则语涩，风湿中脉则腰痛，痉者颈强背直，手足反张也。伤风有汗为柔痉，以风能散气，伤寒无汗为刚痉，以寒能涩血也，亦有血虚筋脉无所营养而成痉者，凡中风口开为心绝，手撒为脾绝，眼合为肝绝，遗尿为肾绝，鼻鼾为肺绝，吐淋直视，发直头摇，面赤如炕，汗出如珠者，皆脱绝之证。不治，或只见一二证尚有得生者法当增补元气，急以大剂附子理中汤服之，金匮中风篇曰：寸口脉浮而紧，紧者为寒，浮则为虚，虚寒相搏，邪在皮肤，浮则血虚，络脉空疏则邪下陷，或左或右，邪气反缓，正气则急，正气引邪，㖞僻不遂，邪在于经，脊重不伸，邪在于络，肌肤不化，邪入于腑，则不识人，邪在于脏，舌即难言，口吐沫涎。释曰中络者，邪方入卫，尚在经络之外，故皮肤不仁，中经则入营脉之中，骨肉皆失所养，故身体重，中腑中脏则由外而传之，内邪入深也，中腑必归于胃者，胃为六腑之总司也，中脏必归于心者，心为神明之主也。风入胃中，胃热必盛，蒸其津液，化为痰涎，胃之大络入心，痰涎盛，塞其出入之路窍，故中腑者不省人事也，诸脏受邪，逆入于心，则神明无所主，故中脏者舌缩难言，廉泉开而流沫涎也，廉泉在舌下，窍通于肾，津液所从出，盖治则有解表、攻里、行中道三法，内外证俱有者，宜先解其表，后攻其里。喻嘉言曰：中风之脉，必有所兼，兼寒则浮紧，兼风则浮缓，兼热则浮数，兼痰则浮滑，兼气则浮涩，兼火则实大，兼阳虚则脉微，兼阴虚则脉数，或细如丝，虚滑为头痛，缓迟为荣微衰然，虚浮迟数主气不足，尚可补救，急大数疾，邪不受制，必死无疑，苟数大未至急疾，尚有不死者，宜麻黄汤、小续命汤汗之，如便溺阻隔宜愈风，三化汤、麻仁丸通利之，又方用磐石饮，以渐填其空窍，使旧风尽去而新风不受也，邪缩于胃，当散表邪，则脏腑自安，若厥阴泻利不止脉沉迟，手足厥逆脓血稠黏，此为难治。

伤风

风邪袭表，伤卫犯肺，病见发热自汗，恶风或兼恶寒，头痛、咽痒咳嗽、鼻塞流涕，脉浮缓，苔薄白，此为伤风。治当解肌固表，调和营卫，桂枝汤主之。与伤风相似，发热自汗而不恶寒、口干燥而渴者，为风温初起宜辛凉解表，银翘散主之。

风寒

风寒束表伤卫犯肺，卫阳被郁，脉络失和，肺气不宣，可见恶寒重，发热轻，见汗，头痛，肢节酸痛，鼻塞流涕，咽痛咳嗽，口不渴或渴喜热饮，苔薄白而润，脉浮紧，此为风寒，宜辛温解表，荆防败毒散主之。

风湿

若脉浮（风也）、身重（湿也）、无汗而恶风者，为实邪，以麻黄、杏仁、薏苡、甘草汤汗之，风湿在表，法当从汗而解。若脉浮身重，汗出恶风者为虚邪，以防己黄芪汤主之。盖汗多，知其风已不留，实其卫，壮其气，则风自退。

防己黄芪汤：防己、黄芪、白术、甘草、生姜、大枣。

桂枝附子汤：桂枝、附子、甘草、生姜、大枣。

白术附子汤：白术、附子、甘草、生姜、大枣。

附子汤：甘草、附子、白术、桂枝。

或见恶风发热，苔薄白脉浮，治当祛风通络，佐以散寒利湿，配合补血之品。盖治风先治血，血行风自灭，用防风汤加减治之。若经久不愈，宜以和血为主，用舒筋汤。若见关节肿大，苔薄黄，邪有化热之象者，宜寒热并用，投桂枝芍药知母汤加减。

行痹

风邪偏胜，风邪闭阻经络，可见四肢关节疼痛，屈伸不便，

定风汤：防风、当归、赤苓、杏仁、黄芩、秦艽、葛根、麻黄、肉桂、生姜、大枣、甘草。

舒筋汤：姜黄、当归、赤芍、白术、海桐皮、羌活、甘草。

桂枝芍药知母汤：桂枝、芍药、炙甘草、麻黄、白术、防风、知母、炮附子、生姜。

痛痹

寒邪偏胜，寒邪闭阻经络，可见四肢关节疼痛剧烈，痛处不移，遇寒加重，得温痛减，形寒肢冷，小便清长，苔薄白脉弦紧。法当温经散寒，佐以祛风除湿，配合补火之品。热则流通，寒则凝塞，通则不痛，痛则不通。用千金乌头汤或疏风活血汤、小活络丹加减或乌附麻辛桂姜汤加减。

千金乌头汤：乌头、附子、肉桂、川椒、独活、细辛、防风、干姜、秦艽、白芍、当归、茯苓、大枣、甘草。

疏风活血汤：当归、川芎、灵仙、白芷、防风、黄柏、天南星、苍术、羌活、桂枝、红花、生姜。

乌附麻辛桂姜汤：川乌、附子、麻黄、细辛、桂枝、干姜、甘草、蜂蜜。

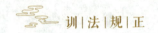

着痹

湿邪偏胜，湿邪闭阻经络，可见四肢关节疼痛，重着不移，或有肿块，手足困重不举，胸闷或肌肤麻木不仁，或半身不能转侧。用薏苡仁汤或除湿蠲痹汤加减治之。

薏苡仁汤：苡仁、苍术、麻黄、桂枝、当归、白芍、甘草、生姜。

除湿蠲痹汤：苍术、白术、茯苓、羌活、泽泻、陈皮、甘草、姜汁、竹沥。

白虎桂枝汤：石膏、知母、甘草、粳米、桂枝。

宣痹汤：防己、杏仁、连翘、滑石、栀子、半夏、蚕沙、苡仁、赤小豆皮。

犀角散：犀角、黄连、升麻、栀子、茵陈。

若痹证日久，出现气不足，肝肾亏虚症状，则当益气养血，补养肝肾，扶正祛邪，标本兼顾，用独活寄生汤。

风水

风水得之内有水气，外感风邪。风则从上肿，故浮肿先见于面目，目窠如卧蚕，颈脉跳动，恶风、身热、咳嗽、骨节酸痛、脉浮。风水之邪，全在表而不在里，当从汗从散而解，汗之则风去而水行，汗出乃愈也。

风水之病，脉浮恶风者风也，身重肿者水湿也，若汗出则表虚用防己黄芪汤，固表以散风水也。用防己、白术去水湿，若脚痛加芍药、甘草以调中。

皮肤瘙痒

此证病因甚多。有风寒客于肌表，未得微汗透达，又未化热传里则皮肤瘙痒，多见于皮肤暴露部位。常发于冬季，遇寒则盛，逢暖汗出则减。治宜祛风散寒，微汗之以和营卫，用桂枝麻黄各半汤。

有肌肤腠理不密，外受风邪，风郁肌肤，郁久化热，用乌蛇祛风汤。

又如其人恣食肥甘，体内蕴湿，复感风邪，风湿相搏，风盛则痒，湿盛则起水疱丘疹，流水糜烂，多见于青壮年，夏秋为甚。治当散风除湿止痒，用全虫方。

有血热生风皮肤瘙痒者，夏季阳旺，外热与内热相合，则痒甚，得寒则解多发生于青壮年，治当凉血清热，消风止痒，用止痒熄风汤。

有血虚皮肤瘙痒者，因气血两虚。血不养肤，血虚风燥，皮肤干燥，脱屑如糠秕状，多发于老年人，秋冬尤剧，治当养血润燥，祛风止痒，用养血润肤饮或用滋燥养荣汤。

桂枝麻黄各半汤：桂枝、麻黄、芍药、杏仁、生姜、大枣、甘草。

乌蛇祛风汤：乌蛇、蝉衣、荆芥、防风、羌活、白芷、黄连、黄芩、银花、连翘、甘草。

全虫方：全虫、皂角刺、牙皂、白蒺藜、槐花、灵仙、苦参、白鲜皮、黄柏。

止痒熄风汤：生地、玄参、当归、丹皮、白蒺藜、煅龙牡、赤芍、甘草。

养血润肤饮：二地、二冬、当归、黄芪、桃仁、红花、花粉、黄芩、升麻。

滋燥养劳汤：二地、当归、黄芩、白芍、秦艽、防风、甘草。

风疹

风疹是高出于皮肤的斑丘疹，俗称风疙瘩。多因汗出受风，风热逆于肌表，或露卧乘凉，表虚而受风邪，亦与血热血瘀，肠胃积滞有关。

如皮疹色红，局部有灼热感，遇热加剧，得冷缓解，或兼有风热表证者，风热所致，用消风清热饮。若风热夹湿。疹豆中有小水疱者，用祛风胜湿汤治之，如皮疹色白不红，多见于皮肤暴露部位，遇热轻而遇冷剧或兼有风寒表证者，为风寒所致，宜疏散风寒，用桂枝麻黄各半汤。若恶风自汗表虚者，当益气固表而疏风，用固卫御风汤。

如突然起疹，色鲜红，搔痒甚，或先感皮肤灼热刺痒，抓之起红色条状疹块，此为血热风疹，治当清热凉血，消风止痒，用消风散加减。若疹色暗红成块状，多见于臀部，腰围受压处，兼面红晦暗，舌有瘀斑，则为血瘀风疹，治宜活血通络，消风止痒，用活血祛风汤，或通经逐瘀汤治之。

若肠胃有积热，内不得疏泄，外不得宣通，郁于皮肤腠理之间而致风疹者，则见皮疹色红发痒如粟粒大小或连块成片，兼见胸闷不适，腹胀便秘、小便短赤，治当通腑泄热，疏风解表，用防风通圣散加减。

消风清热饮：荆芥、防风、浮萍、蝉衣、当归、赤芍、大青叶、黄芩。

祛风胜湿汤：荆芥、防风、羌活、蝉衣、茯苓、陈皮、银花、甘草。

固卫御风汤：黄芪、防风、白术、桂枝、赤白芍、生姜、大枣。

消风散：荆芥、防风、蝉衣、牛蒡子、苍术、石膏、知母、麻仁、木通、生地、当归、苦参、甘草。

活血祛风汤：当归、赤芍、桃仁、红花、荆芥、蝉衣、白蒺藜、甘草。

通圣逐瘀汤：地龙、皂角刺、刺猬皮、桃仁、赤芍、银花、连翘。

当归饮子：当归、赤芍、川芎、生地、白蒺藜、荆芥、防风、首乌、黄芪、甘草。

肌肤麻木

风痰湿浊内阻经络，因而肢体麻木。气虚是本，内痰湿浊是标。兼恶风寒，腰膝酸沉，此乃风寒入络，治当温经散寒，用当归四逆汤。若麻木伴有痒感震颤，并见头眩、背沉、痰多，此为风痰阻络，当祛风化痰用导痰汤和玉屏风散（黄芪、白术、防风）。若麻木伴有震颤，并见头晕、烦躁易怒、失眠，此为肝风内动，治当清肝熄风，用羚角钩藤汤。若四肢麻木，软弱无力，面色萎黄，心慌气短，头晕健忘者为气血双亏，治当双补气血，用八珍汤。

抽搐

肌肤和四肢不由自主地牵动收缩或四肢屈伸不已。古有瘛疭记载，瘛疭乃手足一伸一屈地抽动，亦属抽搐的一种。此证病因甚多，有因外感风邪，邪阻经络而致抽搐者，用大秦艽汤加减。如因创伤，感受风毒之邪而致四肢抽搐者，可有口噤、角弓反张症状，窍当追风通络，养血和营，可用玉贞散和五虎追风散加减。有因风痰挟瘀而致抽搐者，治当祛瘀熄风，用镇肝熄风汤和血府逐瘀汤加减。有因阴虚阳亢生风而致抽搐者，如其人积劳久病，肝肾阴虚，筋脉失养，阴虚不能制阳。肝阳偏亢，肝风内动，而致四肢抽搐。治宜平肝熄风，用镇肝熄风汤或天麻钩藤饮加减。有因热极生风而致抽搐者。如其人热病伤阴，筋脉失养，热极生风，风动四肢抽搐。其症状热象显著，治当清热熄风，用羚角钩藤汤加减。有因血虚生风而致抽搐者，如其人因失血或营养失调，血生化之源不足，治当养血熄风，四物汤加味治之。如因肝郁血虚而致抽搐者，其人多愁善感，胸闷不舒，心悸健忘，失眠多梦，逢暴怒则肝气上壅，气机逆乱，四肢气血不能敷布，筋脉失养而致抽搐，治当养血舒肝，用补肝汤合四逆散加减。此外尚有脾胃虚寒，阳气虚衰，经脉失于温煦因而四肢抽搐，其症状有明显寒象，治当温阳固本，用固真汤加减治之。

五虎追风散：蝉衣、天南星、天麻、全蝎、僵蚕。

镇肝熄风汤：牛膝、代赭石、龙牡、龟板、白芍、玄参、天冬、川楝子、麦芽、茵陈、甘草。

羚角钩藤汤：羚角、钩藤、桑叶、贝母、鲜生地、菊花、茯神、白芍、甘草、鲜竹茹。

补肝汤：当归、白芍、川芎、熟地、枣仁、木瓜、麦冬、甘草

固真汤：人参、白术、茯苓、甘草、黄芪、附子、肉桂、山药。

手颤

两手颤动。常与头摇并见，皆由筋脉不能约束，风之象也。《证治准绳》谓："头者诸阳之首，四肢者诸阳之末，木气上冲故头动而手足不动，散于四末，则手足动而头不动也。"此证年老者多见，主要是阴血不足不能制风火。阴虚风动，血虚风动，脾虚风动，肝阳化风，风痰互结，均可导致手颤。

阴虚风动手颤，手指蠕动，神疲心悸，有明显内热证，口咽发干，皮肤干燥，宜滋阴熄风止颤，用二甲复脉汤。

血虚风动手颤，手颤发麻，面白无华，皮肤发痒，头晕目眩，心悸失眠，宜养血熄风止颤。用定振丸。

肝阳化风手颤，多骤然发作，手颤不已，头晕头痛，烦燥不眠，宜平肝熄风止颤，用羚角钩藤汤或天麻钩藤汤。

风痰互结手颤，时而指端麻木或四肢郁胀，伸展不舒，或咽喉不爽，干呕恶心。或形体肥胖，面部虚浮。宜除风化痰，用导痰汤加竹沥。肝风内动与痰相搏的手颤，多为中风先兆，当防中风。

二甲复脉汤：麦冬、生地、白芍、阿胶、麻仁、牡蛎、鳖甲、甘草。

定振丸：生地、熟地、当归、白芍、白术、川芎、黄芪、防风、天麻、秦艽、全蝎、荆芥、灵仙、细辛。

诸湿分治法

湿邪为病，有外湿内湿之分。湿在肌表经络，可见头重如裹，恶寒发热肢体困重，胸闷脘痞，或肌肤不仁，关节疼痛重着，肢体屈伸不利等症，可用羌活胜湿汤或黄芪防己汤加减治之。

若湿犯上焦，胸闷咳嗽，可用平陈汤。若寒湿困脾而见脘痞腹胀，纳呆恶心，口淡不渴，尿少便溏，舌苔白腻等症，当化湿健脾，以胃苓汤或加木香、草蔻、生姜、干姜等治之。若寒湿困脾而致腹泻，治当温中散寒，以理中汤加减或藿香正气散加减治之。《内经》曰：诸湿胀满，皆属于脾。故治湿必须理脾。湿为阴邪，治宜辛温化燥。如藿香、佩兰、苍术、姜厚朴、砂仁、白蔻、草蔻、清半夏、炒苡仁、草果、茯苓等多属芳香温燥之品，能宜化湿浊，疏畅气机，健脾醒胃，故湿阻中焦可选用之。

若湿与热并或湿郁生热而为湿热证，则当用苦寒之品，如肠胃湿热，腹满而胀者以宽中汤（厚朴、陈皮、白术、茯苓、半夏、枳实、山楂、神曲、生姜）加减治之。肠胃湿热而致腹泻者，泻下如注，肛门灼热，粪色黄褐而秽臭，治当清热化湿，以葛根芩连汤加木通滑石之类治之。肠胃湿热蕴结，胃肠津枯液少，可致大便艰涩难下，或腹泻便结交替出现，治当清热化湿以通便，小承气汤加知母黄柏治之。

湿滞中焦，胆液不循常道，外溢而发黄，先目黄后遍及全身，此名黄疸。黄疸有阴黄阳黄之分。如湿热郁结于中焦而发黄者为阳黄，黄色鲜明如橘子，茵陈汤下之。清化脾胃湿热之品，如茵陈、柴胡、龙胆草、猪苓、赤苓、泽泻、苡仁、车前草、通草等可临证选用。如寒湿阻滞中焦而致发黄者为阴黄，黄色晦暗，形寒肢冷，纳呆腹胀，大便溏或小便不利，苔白腻，治当温中散寒，燥湿除黄，小便利用茵陈术附汤，小便不利用茵陈五苓散治之。黄疸多小便不利，利尿为主要治法。若小便利而肤色黄，黄色淡白不泽，目不发黄（目黄者为黄疸），此乃脾虚血少，营养不良，当健脾，补气养血，用小建中汤或十全大补汤治之。

肝胆湿热，可致小便黄赤，并兼见身目发黄，口干口苦，胁肋疼痛，起病急骤，此当清泻肝胆，泄热利湿，用龙胆泻肝汤加减治之。肝经湿热，还可导致阴冷、阴汗，阴囊湿痒臊臭，治当清利肝经湿热，宜龙胆泻肝汤或柴胡胜湿汤治之。清肝胆湿热之品，如龙胆草、黄芩、栀子、茵陈、木通、泽泻、车前草、金钱草等可临证审用。

大肠湿热可致下痢，腹痛（或脐腹痛或右侧少腹痛），便频，初水泻，继则赤白夹杂，里急后重，肛门灼热，小便短赤，胃苓汤加减治之，热偏重者，赤多白少，治当清热解毒，白头翁汤加味治之，湿热并重者，赤白夹杂，当清热化湿调气行血，芍药汤主之，如气滞偏重者，赤白夹杂，腹胀痛或窜痛，痛即欲便，便后痛减，治当理气化滞，木香槟榔丸加味治之。久痢不愈、气虚、血虚，均可见里急后重，但腹痛较轻，清利大肠湿热，其药如黄连、黄芩、黄柏、大黄、白头翁、秦皮、败酱草等可选用。

下焦湿热影响膀胱气化，可致尿浊，尿如米泔或黄赤而浑浊，并有尿频、尿短、尿涩痛、胸满闷，渴不多饮等状，治当清利湿热分清泌浊，萆薢分清饮治之。尿浊一证，虚实皆有，虚证多责之脾肾，尿浊不浓。少见尿痛，实证多因于湿热，病在膀胱，尿浊而浓，或伴尿频尿痛。

膀胱湿热蕴结，气化失司，可致小便黄赤，或小便频数，或尿后余沥，或小便不通等症，并兼有尿急、尿痛、尿道火热，小腹不舒，口苦咽干，渴不多饮等症状，治当清利湿热，通利小便，方用八正散。小便黄赤频数，余沥不通诸证，虚实皆有。小便赤因于阴虚内热者为虚证，因于心经炽热或胃肠实热、肝胆湿热、膀胱湿热、寒湿郁滞者为实证。小便频数因于肾阴亏虚，或肾气不固、肺脾气虚者为虚证，因于膀胱湿热者为实证。尿后余沥因于中气不足或肾虚胞寒者为虚证，因于下焦湿热或肺气壅滞、肝气郁结、溺道瘀阻者为实证。清利膀胱湿热之品，如车前子、木通、茵陈、萹蓄、瞿麦、赤茯苓、泽泻、防己、滑石、地肤子、鸭跖草等可审用。

在妇女若湿邪侵入带脉，郁而化热，移浊下流，则为湿热白带（脾气虚，肾阳虚均能引起白带），带下乳白色或状如豆渣，气味腥臭，外阴瘙痒，或兼阴道刺痛，治当清热除湿，方用止带汤（龙胆草、黄柏、生地、当归、赤芍、椒目、甘草）。若湿聚为痰，痰浊下注，而成痰湿白带，治当化痰燥湿，扶脾温肾，六君子汤加鹿角霜，当归、益母草治之。

若湿热蕴结任脉，或阴道感染病虫而成湿热黄带（脾气虚亦能引起黄带），治当清利湿热，排脓止带，方用加味排脓汤（枳壳、桔梗、赤芍、黄柏、当归、贯众、甘草），如外阴瘙痒可配洗药。

若湿热久结带脉，损伤阴络而致湿热赤白带，治当疏肝泻火，方用加减龙胆泻肝汤（加减龙胆泻肝汤，柴胡胆草栀子芩，甘草地榆赤白芍，前仁椿皮三七粉）。

诸血分治法

大凡吐血便血皆属脾虚，以统血者脾也，脾虚不能统，故血为外因内因皆动。外因者，气运为之，故风火之证多血证，内因者，怒气所乘，酒色所伤，努力所致，亦能动血。而有不动血者，中气足也。治此证者，先察二因，二因既明，治无不愈，察其脉象，以浮为风，以洪数为实为火，以细数为虚，以牢结为瘀血，凡吐血而寸脉洪数者，宜小承气汤主之，右寸关与左尺脉数者，大承气汤主之，虚者炙甘草汤主之，胸腹痛者桃仁承气汤主之，最忌苦寒止血之药，若芒硝大黄虽苦寒，然其性走而不守，故用药之不可不思，脾之虚者，以仲景理中大黄汤治之，至于黄连解毒汤，三黄石膏汤，俱寒而不凝之剂，亦皆可用，此外因之治法也。若内因于酒，初起脉实，亦当下，继以葛花解酒汤善其后，因怒而动血者，初起以大柴胡汤治之，继以丹栀逍遥散善其后，因努力而动血者，当审脉之虚实，实者攻中带补，虚者补中带攻，因房劳而动血者，以甘草干姜汤主之，但此证最不易治，非寡欲保身不能愈也，故有失血数月而死，或年余而死者，色伤之也，有终身吐血，时发时止而不殒命者，乃努力嗜酒而肾气未伤，肾为脾之先天，肾气足以养脾，虽偶感风火之外因，与酒力之内因，其血即动而脾未坏，故不至于死也，妇女当经期而吐衄者，俗谓之逆经，非也，实因血海胞宫，瘀血阻滞，水道下塞，而过颡在山也，当攻之，导之，使血归故道，则无此患矣。

鼻血

鼻血曰衄，衄有表里之殊。风寒欲解或风热壅肺而衄者表也。风寒袭表郁于太阳未得汗解，今见衄者，衄出则病解，可不药而愈，风热壅肺而衄者，亦疏风清热凉血，以桑菊饮加丹皮茅根等治之。杂病衄血为里热。如其人嗜酒，或过食辛辣厚味而衄者，多为胃火鼻衄，出血多，口干口臭，大便秘结，治当清胃泻火，以三黄泻心汤加减治之。如心烦易怒或情绪激动而衄者，多为肝火鼻衄，出血多反复发作，头胀痛，目赤、咽干口苦，治当清肝泻火，以犀角地黄汤加胆草或龚龙汤治之。由劳累诱发而衄者，多为脾虚或肾虚鼻衄，脾虚者治当健脾益气统血，以归脾汤加减治之，肾虚者，治宜滋阴降火，以知柏地黄汤加白茅根、旱莲草、阿胶等治之。有阴竭阳脱而衄者，多由大失血而致，状如虚脱，大汗肢厥，喘促神昏，口开目合，手撒尿遗，脉微欲绝，或促大无伦，此证重危，治当回阳救逆，益气摄血，以独参汤或参附龙牡汤、生脉散加减治之。

口血

口血有吐血咳血之分。吐血者其血来自胃和食道，撞口而出，挟有食物残渣，且有胃气上逆呕吐之象。如其人平素嗜酒，或嗜食辛辣厚味，胃有积热，或外伤暑热，扰于营血，积热成火，迫血妄行而吐出，此为胃火吐血，烦渴口臭，便秘脉滑数，治当清泄胃热，凉血止血，以三黄泻心汤合四生丸主之。如因怒气伤肝，肝郁化火犯胃迫血妄行而吐出，此为肝火犯胃吐血，胸闷胁痛，口苦口酸，唇青呃逆，脉弦数，治当清肝凉血，镇肝降逆，以泻肝降胃汤主之。如因劳欲伤肾，阴虚火动，虚火上浮，冲气上逆，血随之而妄行，此为阴虚火旺吐血，潮热盗汗，腰酸耳鸣，梦遗，舌红无苔，尺脉不足，反复发作不已，治当滋水降火，以六味地黄汤加阿胶、藕节、白茅根等。如因思虑劳倦不寐，损伤心脾而发生吐血，此为心脾气虚吐血，血色淡，有气虚之象，气短神疲，肢倦便溏，治当归脾统血，益脾气，以归脾汤主之。如因色欲，劳倦过度，损伤脾肾之阳而吐血，则为脾肾阳虚吐血，有气虚阳虚之象，治当温补脾肾，固阳摄血，以黄土汤加减治之。如因跌打损伤，内有瘀血，或气滞血瘀，阳虚血寒而瘀，瘀阻气道而致气逆，瘀血随上逆之气妄行而吐出，此为胃脘血瘀吐血，治当活血化瘀，止血降逆，用化瘀止血汤治之。

咳血者，经咳嗽而出，痰血相兼，或痰中带有血丝，若痰少而血多，或大量出血，则称咯血。

咳血有外感内伤之分。外感者如其人虚热内蕴，复感风热、暑热、秋燥之邪，失于清解，内热外热合而犯肺，因而咳血，症见鼻干、口燥、口渴、身热、脉浮数，以桑杏汤主之。

如其人素体肺有实热，复因风寒外束，阳气内郁与肺热合而化火，灼伤肺络，因而咳血，此乃寒包火证，症见头痛、恶寒发热而咳血，用小柴胡汤加紫苏、荆芥、当归、白芍、丹皮、杏仁，以和表清里。凡血家兼有表证者，此方极为妥当，火重秘结者加酒军，恶寒无汗者加麻黄，胸胁腰背刺痛者，为有瘀血，加桃仁、红花。此乃久咳动火而致。是病虽生于寒，实因寒动火为寒中包火，治宜清火疏寒，用小柴胡汤加苏子、冬花以清郁火。

内伤咳血：若因外感六淫失于宣解，郁而化火犯肺。或肝火犯肺，胃火犯肺而咳血者，为肺热咳血。或热病后酒色过度而致肾阴亏虚，水衰不能治火。火炎灼肺，肺燥络伤而咳血，此为阴虚火旺咳血。此病其标在肺。其本在肾。肺阴虚为主者，咳嗽气短，咽干，午后潮热、五心烦热、盗汗，舌红无苔，脉细数无力，治当滋阴降火，润肺祛痰，调气止咳，以保和汤或清燥救肺汤治之。若兼肾阴虚者，则有遗精多梦、腰脊痛、两尺脉不足等证，甚者阴股间潮热盗汗显著。治当滋阴降火，宁络止血，以百合固金汤主之。如脾肺气虚，气不摄血而咳血，血少色淡，治当脾肺双补，益气摄血，以参苓白术散主之。如咳血病久，肺有瘀血，或素患停痰伏饮，壅塞于肺，而致肺内气壅血瘀，损伤肺络，因而咳血，此为瘀阻肺络咳血，以金水六君煎加活血止血药治之。

便血与尿血

便血，纯下清血者风也，色如烟尘者湿也，色暗者寒也，色红者热也。先血后便为近血，病在大肠，属热属实，如肠风，如脏毒。先便后血为远血，病在胃和小肠，虚证居多，如脾肾阳虚便血，肝肾阴虚便血。

肠风乃外风入客阳明，郁而化热，或内风乘于肠胃，症见口苦、口臭、口渴饮冷，牙龈肿痛，大便燥结，苔黄脉数。属外风者，症兼血下如溅，质清色鲜，甚者纯下鲜血，治当凉血清热、息风宁血，以槐花散主之。属内风者症兼胁腹胀满，烦燥多怒，脉弦数，治当清肝宁血、用黄芩汤加柴胡、丹皮等。若兼见阳明火邪热毒炽盛，下血鲜稠，口燥唇焦，舌红苔黄，脉数有力，治当凉血泻火，以药营煎主之。

若患者素体阳虚，劳倦过度，或大病未复，损伤脾肾阳气而致便血，此为脾肾阳虚便血之虚寒证。症见先便后血，血清稀暗淡，治当健脾温肾，益气摄血，以黄土汤治之，若脱肛可合用补中益气汤，尿血，尿随血出，鲜红不痛，或仅轻微灼热胀痛（此与血淋不同，血淋小便滴沥涩痛难忍）。其致病之由，有因心火亢盛移热于小肠而致尿血者，症兼心烦不寐，口舌生疮，面赤咽干，渴喜冷饮，治当清心泻火，凉营止血用导赤散加玄参、白茅根或加炒栀子、连翘、丹皮、牛膝治之。有因肝胆湿热内盛，下注膀胱而致尿血者，症兼发热口苦，恶心欲呕，胁肋疼痛，渴不欲饮或身目发黄，治当泻肝清胆，凉血止血，以龙胆泻肝汤加止血药治之。有因湿邪挟热蓄于膀胱而致尿血者，症兼小腹胀满，尿道热痛，小便短湿带血，治当清热利尿，凉血止血，以小蓟饮子主之。有因肾阴亏虚，相火妄动而尿血者，症兼头晕耳鸣，骨蒸潮热，咽干颧红，大便干结，治当滋阴益肾，安络止血，以知柏地黄丸加味治之。有因脾肾阳虚脾不统血，肾失封藏而致尿血者，症兼面色萎黄，神疲肢倦，纳呆便溏，头晕耳鸣，腰腿酸软，治宜健脾补肾，益气止血，方用补中益气汤合无比山药丸加止血之品。凡治尿血，不可轻用止涩药，恐积瘀于阴茎，痛楚难当也。

蓄血

蓄血者，瘀血蓄于下焦也，乃外感风寒，表证未解，邪入血室，郁而生热，血热互结于下焦而致。此证初起，若血犹未结，但热入血室，夜热谵语，则用小柴胡汤加桃仁、丹皮治之。若热入血室，其血已结，症见小腹胀痛，夜热烦渴，谵语如狂，小便自利，大便秘结呈黑色，用桃仁承气汤或膈下逐瘀汤加大黄治之。蓄血证与溺涩、燥屎证相似而不相同。如小腹胀满按之不痛，小便不利者，溺涩也，如按之绕脐硬痛，小便短涩，大便不通者，此燥屎也。

凡治血证，当求血药。《玉机微义》曰：川芎血中之气药也，通肝经，性辛散能行血滞气郁也。地黄，血中之血药也，通肾经，性甘寒，能补真阴之虚也。当归，血中之主药也，通肝经，性辛温，全用活血，各归其经也。芍药阴分药也，通脾经，性酸寒，能活血，治血虚腹痛也。此血病而求血药之属也。若气虚血虚又当从长沙方，血虚以人参补之，阳旺即能生阴也。辅佐之属，如桃仁、红花、苏木、丹皮、血竭者血滞所宜。蒲黄、地榆、阿胶、百草霜、棕桐灰者血崩所宜。乳香、没药、五灵脂、凌霄花者血痛所宜。苁蓉、牛膝、锁阳、枸杞、龟板、夏枯草、益母草者血虚所宜。乳酪、血液之物血燥所宜。姜桂血寒所宜。苦参、生地汁血热所宜。苟气血危极之际，慎与之，当重用参芪以固欲绝之气。故曰：脱血者先益其气，否则气血双亡而死矣。

泻肝降胃汤：白芍、胆草、石决明、代赭石、青黛、苡仁、甘草。

化瘀止血汤：丹参、赤芍、茜草、三七、降香。

约营煎：生地、芍药、地榆、槐花、荆芥穗、黄芩、乌梅、续断、甘草。

地榆散：地榆、茜草根、黄芩、黄连、山栀、茯苓、薤白。

无比山药丸：山药、熟地、枣皮、泽泻、茯神、牛膝、杜仲、杭戟、菟丝子、肉苁蓉、五味子、赤石脂。

参附龙杜汤：人参、附子、龙骨、牡蛎。

十灰散：大小蓟、茅根、侧柏、茜草、棕榈、丹皮、山栀、荷叶、大黄。

保和汤：二母、二冬、五味子、桔梗、百合、苡仁、阿胶、薄荷、甘草。

膈下逐瘀汤：当归、川芎、赤芍、红花、桃仁、丹皮、枳壳、乌药、香附、五灵脂、玄胡、甘草。

固肠散：陈皮、木香、肉蔻、罂粟壳、炮姜、甘草。

三甲复脉汤：龟板、鳖甲、牡蛎、生地、白芍、麦冬、阿胶、麻仁、甘草。

自汗盗汗

汗乃人之津液，存于阳者为津，存于阴者为液，发泄于外者为汗。

自汗：无故而汗自出者为自汗。自汗属阳，有虚实之别。虚者为表阳虚，自汗出恶寒冷，法当固表敛汗。用玉屏风散合牡蛎散加减，如气虚加参，阳虚畏寒加附子。或用桂枝汤加附子，血虚者用黄芪建中汤。实者为里阳实，自汗出发热不恶寒，法当清热，用白虎汤主之，如便秘用调胃承气汤下之。外感证多自汗，如风伤卫自汗，热邪传里自汗，中暑自汗。中寒冷汗自出，凡此当辨别标本，权衡主次，辨证论治，酌加敛汗药。参芪术为敛汗圣药，如投之不应则以龙牡五味等收涩之品佐之。

盗汗：睡则汗出，醒则汗止，谓之盗汗。盗汗多为阴虚。有心血虚而盗汗者，因劳伤心血，则心气浮越。心液不藏，故外泄而为盗汗，法当补血养心敛汗，以归脾汤加龙牡五味治之。有阴虚内热而盗汗者，因内伤杂病导致阴血亏损，阴虚生内热，外泄而盗汗频作，法当滋阴降火敛汗，用当归六黄汤加浮小麦、糯稻根。或用八珍汤加黄芪、麦冬、五味子治之。盗汗亦有实证。如伤寒盗汗，邪客少阳，阻于半表半里，法当和解，以小柴胡汤加桂主之。昔有盗汗七年者，诸药不效用凉膈散泻上中二焦实火，知柏地黄丸泻相火滋肾阳，三日病已。

忌汗诸证

《汪昂医学全书》云："脉浮紧者，身痛，宜汗之。假令尺脉迟者，不可发汗，以营弱血少故也。喉干咽燥者，不可发汗，津液不足也。咳血小便利若失大便者不可发汗，发汗四肢厥冷，肾肺虚冷也。""下痢虽有表症不可发汗，汗出必胀满走津液而胃虚也。""淋家不可发汗，发汗则便血，亡耗津液反增客热也。"《增评医方集解》："王海藏曰：仲景言衄家亡血家不可发汗，发汗则阴阳俱虚。"《针经》曰："夺血者无汗，夺汗者无血。"《海藏经》曰："表证当汗，脉浮急汗之，脉沉缓汗之。里证当下，脉浮缓下之，脉沉急下之。""三阳、汗当急而下当缓，三阴下当急而汗当缓。""衄家不可发汗盖为脉微也，若浮紧者麻黄汤，浮缓者桂枝汤。""脉微者黄连芍药汤，犀角地黄汤。""疮家伤家身痛不可发汗，发汗则痓，表虚热聚故生疮，汗之则表愈虚，热愈炽而生风故缩痓也。"《汪昂医学全书》云："少阴病沉细数为病在里，不可发汗。但厥无汗，而强发之，必动其血或从口鼻出，耳目出，是名下厥上竭为难治。病已入里，汗之则津液越出，表虚里实，大便难而谵语。汗家重发汗，必恍惚心乱，汗者心之液，心亡血液故乱。腹中脐之上下左右有动气者，不可发汗。此忌汗之大略也。"

头痛

头痛一证，当辨经络及风寒湿热四证，又要分各经头痛以便用引经药，如太阳头痛，痛在后脑，连及项背，太阳行身之后也，需用桂枝以引入太阳经，再按风寒湿热而用药，阳明头痛，痛在前额，连及眉棱，以阳明行身之前也，当用葛根为引，余亦当辨风寒湿热而用药，如少阳头痛，痛在两侧，以少阳经行身之侧也，此当柴胡引入少阳，其余当辨风寒湿热之异而用药，大抵头痛多三阳经之证，以三阳经上络于顶故也，太少二阴每络至胸而止，不上头顶，惟厥阴一经，上络至巅顶，故泥丸巅顶头痛，惟属厥阴居多。此当用吴萸以引入厥阴经内，其余仍当辨风寒湿热而用药，至辨风寒湿热之大旨，万病俱是一样辨法要紧，何以辨是风，其身必有汗，其舌必然燥，其眼光必然水汪汪，其口必然渴，其脉必然缓，凡有此症必然是风，即当用辛凉去风之药，不可用大热之药。盖以风性属阳，药性大热愈助风也，故不可用。何以辨为热？其身亦有汗，其舌苔必然燥，即或不大燥，其舌尖必鲜红，否则舌边必红，其口水必然胶黏，其鼻气必然粗，其口必然臭，其小便必热而黄，其大便必燥，其眼角必红，其脉必洪大而有力，然不必件件如此，始以为热，即外见此一症，便知是热证，盖热与风同性，并可与风同治，治风之药亦可治热也，总不可用热药，设病人之热太甚，其外见之症必甚，大黄芒硝在所必用，不可畏也。何以辨为湿？其身腰脚沉重不爽，其下眼皮如卧蚕，其舌润不渴，其舌苔或滑。凡属湿证，外证难辨清晰，惟细心认脉，方有准的，其脉必浮上，达指必紧。盖紧有寒象，寒与湿同气，故略见紧，又稍一重按之，其脉又沉软无力，有如水濡之象，脉见如此者，湿证也。即当用燥湿渗透之药，则病自除也。不独头顶痛之风寒湿热当以此辨之，凡属万病，能以此法细心去辨，则风寒湿热自不难分也。

痰浊头痛：因饮食不节，损伤脾胃，水谷精微运化失调，水湿聚而生痰，痰浊上蒙清窍，故头痛头昏，眩晕，痰浊中阻，则痞满郁闷，纳呆，呕吐痰涎，苔白腻，脉弦滑。治宜化痰为主，以半夏白术天麻汤治之。

偏头风：偏头风一证，其得病之源非风，乃饮食积痰所致。患此证者，其人必嗜肥甘厚味，酒酪辛辣，且夜间饮食更胜于昼，食饱熟眠，不知转侧，痰聚于一偏，上攻头痛。当戒。病者饮食有节不药可愈。以平胃散二陈汤合治之，一剂可愈。

补肝养荣汤：当归、生地、白芍、川芎、菊花、陈皮、甘草。

羌活附子汤：羌活一钱，附子、干姜各五分，炙甘草八分。

天麻钩藤饮：天麻、钩藤、石决明、栀子、黄芩、杜仲、茯神、牛膝、益母草、桑寄生、夜交藤。

顺气和中汤：黄芪、人参、蔓荆子、白术、陈皮、芍药、升麻、柴胡、细辛、甘草。

通窍活血汤：桃仁、红花、赤芍、川芎、麝香、老葱、红枣、生姜。

清空膏：黄芩、黄连、柴胡、羌活、防风、川芎、甘草。

透顶散：细辛、瓜蒂、丁香、冰片、糯米、麝香，先研药后入冰麝研匀搐鼻。

羌活胜湿汤：羌活、独活、藁本、防风、川芎、蔓荆子、甘草。

治头肿痛案

师治一官宦孀妇，五旬有余，头痛数月延师调治，头肿大，耳后亦肿，夜间尤甚。口舌干苦。主方：白芍、粉丹、桑皮、地骨皮、怀牛膝、甘草，橘饼引。次服：白芍、粉丹、生地、枣皮、寸冬、泽泻、茯苓，橘饼引，病如手拈遂痊愈。

结胸证

结胸一证，有阳热结胸，有阴寒结胸。阳结宜用大黄、芒硝、紫朴、桔梗、花粉、粉葛、栀子、黄芩等凉药以急驱其热，则结自散。若是阴结宜用麻黄、桂枝、安桂、天雄、节羌、白芷、细辛、法半夏、苏红等热药以驱寒，则结自散。此结胸证亦有因酒食与风寒凝结而成者，结滞胸间不散，亦不上下，大忌参术茯苓，而白术尤当忌，误服之结愈甚，痛益剧，治宜瓜蒌薤白白酒汤：瓜蒌、薤白、白酒。大凡痛证，勿以补药先投，风寒证亦然。药如丹参、桃仁、红花、酒川芎、三七、赤芍、郁金、荜茇、降香、乳香、麝香、苏藿香等。

卷六
【六经病证】

太阳经证，脉浮，头项强痛，腰背骨节疼痛，恶寒发热。风伤卫，有汗，法主桂枝汤，以祛卫分之风，寒伤营无汗，法主麻黄汤，以发营分之寒。风寒两伤营卫，法主大青龙汤，风寒并祛，营卫互治。

太阳腑证，口渴，而小便不利，法主五苓散。又有蓄尿、蓄热、蓄血三端，少腹满为蓄尿，少腹不满为蓄热，少腹硬满，小便自利为蓄血。

阳明经证，前连额，眼眶胀痛，鼻塞而流清涕，发热不恶寒，漱水不欲咽，脉长，法主葛根汤。

阳明里证，口燥心烦，汗出恶热，渴欲饮冷，法主白虎汤。

阳明腑证，谵语，日晡潮热，张目不眠，声音响亮，口鼻气粗，身轻恶热，大便闭，法主小承气汤。阳明病，胃家实也，凡胃实腹满狂谵，痞满实燥坚，舌苔干燥，喷热如火者，宜大小调胃承气汤。又曰：能食者为中风，不能食者为中寒。

少阳经证，头痛在侧，耳聋喜呕，不欲食，口苦，胸胁满，往来寒热，脉弦，法主小柴胡汤。

少阳腑证，口苦咽干，目眩，法主黄芩以泻热。

太阴证，腹满而吐，食不下，自利益甚，时腹自痛，若下之胸下结鞕，自利不渴，手足温，脉沉实，法主理中汤。若胸膈不开，饮食无味，兼咳嗽者名留饮。若由胃而下走肠间，沥沥有声，微痛作泄者，名水饮。若由胃而上入胸膈，咳逆倚息，短气不得卧者名支饮。若由胃而旁流入胁，咳吐引痛者名悬饮。若由胃而溢自四肢，痹软酸痛者，名溢饮。法均主理脾涤饮。

又有着痹、行痹二证，痛在一处者，法主润燥清热。若身目为黄，小便不利、不恶寒者为阳黄，法主茵陈蒿汤加大黄栀子。阴黄便溏则用附子干姜，又非寒药所宜。

少阴病，脉微细，但欲寐，挟火而动者，咳呕口渴，心烦不眠，肌肤干燥，神气衰减，小便短而咽中干，法主黄连阿胶汤。挟水而动者，欲吐不吐，心烦欲寐，自利而渴，小便白，目暝倦卧，声低息短，少气懒言，身重恶寒，四肢逆冷，腹痛作泄。法主温经散邪，回阳救逆，如四逆汤。

厥阴病，消渴，气上撞心，心中疼热，饥而不欲食，食则吐有蛔，下之利不止。

卷七
【脏腑病证】

五脏病阴阳辨

五脏病当辨阴阳。如心脏病，若心火不足，则补心火。心火不足，其人必少精神，以火主神也。舌苔必滑而冷，以舌为心之苗也。心脉必迟伏沉弱，绝无阳象，此即心火不足之证也。若心血不足，则补心血。如其人心跳不宁，舌苔干枯少液，平素多盗汗，汗为心液，多汗必致心血枯竭，心脉细数有干枯之象，此即心血不足之证也。

如肝脏病，若属肝热，则当清肝。肝脏有热，其人必眼有热泪，以眼为肝之窍也，口舌必苦，以火炎上，胆汁上溢而作苦也，筋必蠕动，以肝原主筋络，肝热血竭，血不能养筋故瞬动也，肝脉必数大而有力，此即肝热之证也。若属肝寒，则当温肝。如其人苔滑，头顶或痛，以厥阴肝经上络于顶之故，肝脉沉细迟伏而紧，此即肝寒之证也。若属肝郁，则当疏肝。如其人两胁刺痛，以两胁为肝之腑也，胁下之气不舒畅，头目不清爽，肝脉迟滞闭塞，此即肝郁之证也。若属肝虚，则当补肝。如其人头目昏沉，筋骨少气力，肝脉空浮无力，按之或隐，此即肝虚之证也。

如肾脏病，若肾水亏，宜滋肾水。肾水亏者，咽喉夜多干枯不润，以少阴经络于喉也，舌苔少津液，水亏者火必旺，火上炎于肺，其人必兼咳嗽气喘等症，肾脉必细数不润，此即肾虚水亏之证也。若肾阳火乏，宜补肾火。如其人下半身多冷，胃不能纳食化食，以肾为胃之关也，肾火乏者，水寒之气必上潜，其人下部则有小腹胀痛等症，上部则有呕吐清水之症，其肾脉必弱极迟细

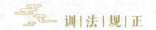

无力。此即肾阳火乏之证也。

如肺脏病，若是肺阳气不足，则当补肺气。盖肺主皮毛，阳气不足，必皮肤枯燥，多畏寒冷，肺与大肠相表里，阳气不足则大肠多泄泻，阳气不足，则阴气必凝，而致腹内有块凸，肺开窍于鼻，其鼻必多清涕，肺脉必沉细迟伏欲绝，此即肺阳不足之证也。若属肺阴液不足，必外显燥症，如咽喉干，鼻也焦热，气粗，咳痰焦枯不润利，声音如空响，肺脉干枯急数，此肺阴液不足之证也。若属肺热，则当清热。如其人鼻孔干焦，鼻尖红，大便枯燥不润，皮肤干燥，舌燥口渴，肺脉数大而有力，此即肺热之证也。若属肺寒，当温肺寒。如其人皮肤畏冷，鼻流清涕，大便清冷，肺脉紧伏沉迟，此即肺寒之证也。

如脾脏病，若属脾阴虚，则当补其虚。脾阴虚，其人肌肉时烧时退，或日退夜烧，或久烧不退，肌肤瘙痒或起干裂如蛇死皮状，以脾主肌肉故也。口内必甜，以脾属土，于味为甘故也。脾土过燥，故显甜象。口皮干枯，以下口皮属脾故也，四肢或如牵制，以脾主四肢也，其腹或如胀鼓不消，以诸湿肿胀皆属于脾也，脾脉紧数细枯而不润滑，此即脾阴不足之证也。若属脾阳不足，则当补脾阳。如其人饮食不化，以脾阳告困，不能消食故也，四肢寒冷肌肉多冰裂，脾脉微细，无力无神，此即脾阳不足之证也。

如此推求各脏病情虽难尽合，而于阴阳虚实不致错乱，此阴阳既明，用药自有权衡矣。

心脏病

心气虚：多由久病体虚、暴病伤正，或禀赋不足，年老脏气亏虚所致。可见面色苍白，心悸怔忡，胸闷气短，体倦乏力，方如养心汤之类。

心阳虚：心气虚证兼现虚寒症状。方如桂枝加附子汤之类。如在心阳虚的基础上出现虚脱亡阳症状，可用回阳急救汤或参附汤以回阳救脱。

心阴虚：多由热病伤阴，或气郁化火，劳心过度，耗伤阴血所致。治当补心阴,方如天王补心丹之类。

饮遏心阳:停痰伏饮,积于胸中,阻遏心阳,以致气不宣畅。症见心悸胸闷,眩晕泛恶欲吐,或呕吐痰涎,舌苔白腻,脉象弦滑或沉紧。治宜化饮除痰,方用茯苓甘草汤、导痰汤之类。

心脉痹阻:多因年高体弱,或心气、心阳亏虚,无力温运血脉,以至气滞血瘀、痰阻、寒凝,治当通阳散寒,理气止痛等等,下列方药可资选用,血府逐瘀汤,二陈汤,瓜蒌薤白白酒汤,参七散,四七汤等。

心神不宁、失眠多梦、健忘、易惊等证有虚实之别。虚证可佐以宁心安神之品,如枣仁、柏子仁、茯神、首乌藤、合欢皮、远志等,实证可加重镇静安神之品,如琥珀、朱砂、龙骨、龙齿、牡蛎、珍珠母、磁石等。

肝脏证

肝脏病的常见症状有头眩晕胀痛、巅顶痛、乳房痛、胸胁痛、少腹痛、囊肿痛;肢体震颤,四肢麻木,关节不利,筋挛拘紧、抽搐;目疾,急躁易怒,妇女月经不调等。

肝阴虚:治宜滋养肝阴。药用枸杞子、女贞子、山茱萸、旱莲草、白芍、生地、熟地、沙苑子、龟板、鳖甲等。方如一贯煎(沙参、麦冬、当归、生地、枸杞子、川楝子),杞菊地黄丸之类。

肝血虚:方如逍遥散、补肝汤、归脾汤。药如当归、川芎、白芍、熟地、枣仁、炙甘草、木瓜之类。

肝气郁结:或咽部梅核气,或颈项瘿瘤,或胁下癖积,或气聚血结酿成癥瘕,舌苔白滑,脉弦。治当舒肝解郁。药看柴胡、香附醋制、郁金、川楝子、玄胡、木香、青皮、枳壳、橘叶、白蒺藜、薄荷、苏梗等。复方如柴胡疏肝散、失笑散之类。

柴胡疏肝散:柴胡、枳壳、芍药、甘草、香附、川芎、陈皮。

失笑散：五灵脂、蒲黄。

肝火上炎：方如龙胆泻肝汤之类。

肝阳上亢：治宜滋阴平肝潜阳。

滋阴：可用生地、熟地、枣皮、枸杞、女贞子、旱莲草、菟丝子、沙苑子、鳖甲等。方如天麻钩藤饮、杞菊地黄丸、菊花芍药汤之类。

菊花芍药汤：菊花、赤白芍、白蒺藜、丹皮、天麻、钩藤、夜交藤、生地、桑椹。

肝风内动：方用羚角钩藤汤加减。

寒滞肝脉：当归四逆汤加吴萸生姜。

肝胆湿热：方如龙胆泻肝汤之类。

脾脏病

脾气虚：多由饮食失调，劳累过度，或久病失养所致。脾气不足，脾失健运，可见口淡无味，纳呆腹胀，食入尤其，治当补中益气，药如：黄芪、党参、白术、升麻、柴胡、葛根、枳实、枳壳等。方如补中益气汤之类。

脾阳虚：脾阳虚，阴寒内盛，脾失健运可见纳呆、腹胀、中脘觉冷、喜热饮、腹痛、得温则舒、形寒肢冷、肢体困重或浮肿、身倦无力、少气懒言、面色苍白、便溏尿少，或泄泻、完谷不化、妇女白带量少质稀、舌淡苔白滑、脉沉迟无力。治当温补脾阳，药用制附子、干姜、制吴茱萸、砂仁、益智仁、肉豆蔻、白蔻等，方如理中汤之类。

寒湿困脾：治宜温脾化湿，药如藿香、佩兰、苍术、茯苓、姜朴，清半夏、苡仁（炒）、草豆蔻等，方如胃苓汤之类。

湿热蕴脾：方如茵陈蒿汤、五苓散之类。

健脾燥湿：藿香、佩兰、苍术、白术、茯苓、山药、半夏、炒扁豆、炒苡仁、砂仁、草蔻。

咳嗽论

《内经》言，咳嗽十二经皆有之，不独属肺而未尝不关于肺。盖肺为辛金，其脏娇嫩，清肃之气，大热不可，大寒亦不可，故治法以和平为贵。其咳嗽之故，不过外感内伤两端。外感者五运之过与不及，六气之邪所伤。内伤者七情六欲之所致，五脏六腑之有伤。外感易治，内伤难愈。盖外感之证，医药能操其权，至于内伤之证，若非自爱之士，以性命为重者，善于保养，未有得痊者也。夫人之久嗽不愈者，亦有医者只知治肺，不知咳嗽有传经之故也。《素问·咳论》言十二经咳嗽各有状："肺咳之状，咳而喘息有音，甚则唾血。心咳之状，咳则心痛，喉中介介如梗状，甚则咽肿喉痹。肝咳之状，咳则两胁下痛，甚则不可以转，转则两胁下满。脾咳之状，咳则右胁下痛，痛引肩背，甚则不可以动，动则咳剧。肾咳之状，咳则腰背相引而痛，甚则咳涎。""五脏之久咳，乃移于六腑。脾咳不已，则胃受之。胃咳之状，咳而呕，呕甚则长虫（蛔）出。肝咳不已，则胆受之。胆咳之状，咳呕胆汁。肺咳不已，则大肠受之。大肠咳状，咳而遗失。心咳不已，则小肠受之。小肠咳状，咳而失气，气与咳俱失。肾咳不已，则膀胱受之。膀胱咳状，咳而遗溺。久咳不已，则三焦受之。三焦咳状，咳而腹满，不欲食饮。此首聚于胃，关于肺，使人多涕唾而面浮肿气逆也。"

医者观其状，则知病在何经，审脉之迟数则知其阴阳，察脉之浮沉，则知其表里，诊脉之虚实，则知所补泄，按经照脉用药，未有不愈者也。

外感咳嗽：六淫所致，病程较短，有表证，发热恶寒或恶风。

风寒咳嗽：痰稀色白，喉痒，鼻塞治当疏风散寒，宣肺止咳，以杏苏散或止嗽散主之。

风热咳嗽：咳而不爽或痰稠而黄，口渴喉痛，鼻塞有汗。治当疏风解热，宣肺止咳，以桑菊饮或银翘散主之

内伤咳嗽：脏腑有伤，不恶寒发热，常久而不愈，此以虚证为多。

肺热咳嗽：表邪入里化热，或肺有伏热，复受外感引发，治当清肺化痰，以泻白散加味治之。

痰浊阻肺：痰湿阻肺者，症见咳嗽痰稠，色白量多而易咳出，气息急促，胸闷，苔白厚腻，脉濡滑。治当燥湿化痰。药如半夏、陈皮、苍术、白术、草果等。复方如二陈汤、平胃散之类。

水饮伏肺者，症见咳嗽气喘，喉中痰鸣有声，胸胁支满疼痛，依息不得卧，苔腻色黄，脉弦滑或数。治当泻肺逐饮，如葶苈大枣汤、控涎丹之类。

脾虚咳嗽：脾气虚弱，运化无权，聚湿生痰，痰湿阻肺而咳嗽。痰多色白易咳出，神疲少气，面浮，口淡脘闷，纳呆便溏，苔白腻，脉细，治当健脾益气，燥湿化痰。以六君子汤加紫菀、冬花、杏仁、苏子、黄荆子、生姜治之。

肺阴虚咳嗽：治当养阴清热，润肺止咳。沙参麦冬汤、百合固金汤、补肺阿胶汤、清燥救肺汤均可加减选用。若肾阴亦虚者则更有喘气梦遗、腰痛，或阴股间盗汗显著、两尺脉不足等症，治当滋肾降火，润肺止咳。可用百合固金汤，或服地黄丸，并用止咳散去荆芥加人参、胡桃、玉竹、知母、贝母治之。

肾阳虚咳嗽：无力，多咳而兼喘，面白微肿，肢体浮肿，舌淡，苔薄白，脉细弱。治当温补肾阳，化痰止咳，以金匮肾气丸加补骨脂、五味子、胡桃肉治之，或金水六君煎主之。

肝火咳嗽：多因郁怒伤肝，肝失疏泄，肝旺侮肺，肺气上逆而致。咳呛频作而面红，咽喉干燥。渴欲饮冷，并引及胁痛，情志愁郁，烦躁易怒，痰黄黏稠，以清金化痰汤合黛蛤散，或止嗽散加香附、贝母、柴胡、黑山栀治之，或用下方亦可：胆草、白芍、栀子、黄芩、知母、贝母、杏仁、陈皮、鱼腥草、甘草。

凡治咳嗽，贵在初起治疗得法。《内经》云：微寒微咳，咳嗽之因属风寒者，十居其九。故初治必须发散，而又不可以过散。不散则邪不去，过散则肺气必虚，皆令缠绵难愈。薛立斋云："肺有火，则风邪易入，治宜解表兼清肺火，肺气虚，则腠理不固。治宜解表兼补肺气。苦久咳不止，必须补脾土以生肺金。"《景岳全书》言："内伤之咳，先因伤脏，故必由脏以及肺，此脏为本，而肺为标也。"治病求本，故治咳嗽，不离于肺，也不限于肺。

《丹溪心法》言："上半日多嗽者，此属胃中有火，用贝母、石膏清胃火，午后嗽多者，属阴虚，必用四物汤加炒柏、知母降火，黄昏嗽者，是火气浮于肺，不宜用凉药，宜用五味子、五倍子敛而降之，五更嗽多者，此胃中有食积，至此时候，流入肺金，知母、地骨皮降肺火。"夜间咳甚者，多为肾虚、脾虚或痰湿。

咳痰清稀色白者，属风、寒、湿、脾虚、肺肾阳虚。风痰多泡沫，湿痰、脾虚痰，痰多而易出，肾阳虚痰有泡沫或有咸味。咳痰色黄，少而黏稠难出，或痰中带血者属热，属燥，属肺肾阴虚。暑湿痰多而稠，暑重则痰少黄黏，湿热痰腥臭如脓血。肝火犯肺咳嗽气逆，咳时面红痰出不爽或如梅核败絮。

治疗咳嗽下列药物可随证选用：

燥湿化痰：苍术、白术、陈皮、半夏、茯苓、草果、石菖蒲。

散肺寒：麻黄、桂枝、细辛、生姜、苏叶、远志。

清肺热：黄芩、射干、知母、栀子、花粉、蒌壳、芦根、地骨皮、桑白皮、白茅根。

补肺气：人参、党参、黄芪、山药、炙甘草。

敛肺气：五味子、白果、核桃肉、诃子、罂粟壳、乌梅。

滋养肺阴：沙参、二冬、百合、玉竹、阿胶、花粉、石斛、制黄精。

滋养肾阴：熟地、玄参、天冬、麦冬、阿胶、黄精、知母、枸杞、枣皮、女贞、制首乌、旱莲草、龟板、鳖甲。

温补肾阳：附子、肉桂、鹿胶、酒仙茅、淫羊藿、杭巴戟、补骨脂、狗脊、续断、肉苁蓉、沙苑子。

疏肝解郁：柴胡、郁金、玄胡、木香、青皮、枳壳、橘叶、薄荷、苏梗、川楝、白蒺藜、香附、佛手。

清肝泻火：桑叶、菊花、决明子、龙胆草、栀子、丹皮、夏枯草。

杏苏散：风寒咳嗽杏苏散，二陈枳桔姜枣前。

清络饮：鲜荷叶、鲜银花、鲜扁豆花、鲜竹叶心、丝瓜皮。

桑杏汤：桑杏汤沙参，贝栀杏桑叶，梨皮淡豆豉，润肺燥止咳。

补肺汤：参芪熟地补肺汤，五味桑白紫菀良。

半夏厚朴汤：行气化痰良，半夏同厚朴，茯苓紫苏姜。

清金化痰汤，二母麦栀陈，蒌仁黄芩草，桑皮茯桔梗。

黛蛤散：青黛、海蛤粉。

燥痰汤方治燥痰，陈皮天冬海石旋，黄芩风硝枳桔梗，贝母蒌霜服之安。

养阴清肺汤，玄麦生地黄，芍贝同丹皮，甘草薄荷尝。

清肺汤治燥热咳，二母冬芩草陈桑，痰加蒌半喘加杏，快气枳桔敛味良。

肺痈与肺痿辨治

肺痈：肺痈一证，胸中痛，口吐红白水如脓朽状，臭不可闻。古方多治在肺，而不知病在脾胃也。非火非毒，乃酒肉与肥甘太过，脾胃湿热浊气上熏肺脏。初起咳嗽，医误用润品、敛肺止咳，以致湿痰壅塞肺窍，喘而吐脓。以为肺痈，肺已腐朽，不可救治。而不知其此脓也，乃痰也。其色红此热也，黄白者湿也，以为肺朽，肺固未尝朽也，此时宜以大承气汤加桃仁下之，一服即安，再服即愈。若中气弱此，以陈半六君子汤继之，重加白术，先下后补不过四五剂而愈。此屡试屡验者，实与古法相反，因告天下后世，肺痈不重用白术，断难取效。

肺痿：久咳不止，时吐涎沫，行动气短，形体消瘦，脉数而虚，乃热伤津液，肺失蓄养名曰肺痿，以后方治之。

方一：保和汤加减。知母五分、贝母二钱、天冬一钱、麦冬一钱、苡仁五钱、北五味十粒，甘草、桔梗、百合各八分，阿胶八分，蛤粉炒成珠，薄荷二分，另加饴糖一匙，虚者加人参。

方二：紫菀汤。人参、紫菀、知母(蒸)、贝母、桔梗、茯苓、阿胶、五味子、炙甘草。

方三：保元生脉固本汤。人参、天冬、麦冬、生地、熟地、黄芪、甘草、五味。

肺痈、肺痿二证不同，痈属实邪有火，咳吐脓痰，口中干燥，胸中隐痛，脉数而实。痿属肺气虚而亡津，咳吐浊唾涎沫而不渴，脉数而虚，宜养血补气保肺清火。

日晡发热，干咳无痰案：一室女日晡发热，干咳无痰，有似劳证。延师治，诊其脉右寸关旺而数，左寸脉伏，而脾脉独涩实有力。师审此证既非脾劳，又非阳火，良由生冷凝血注于心脾，故有是证。用和胃饮加减治之遂愈。川芎、黑姜、紫朴、六曲、陈皮、郁金、枳实、肉桂、香附、益母草，甜酒为使。按：此证极多，务在临证细心体认，不可认作劳伤，误残生命。

阴虚干咳无痰案：师治一人，阴虚精血损伤，干咳无痰，食饮减少，六脉弦数，延及多月，服此方而病渐愈。当归、白芍、扁豆、光条、玉竹、粉丹、广皮、龟板、苡仁、枣仁、大枣、炙甘草、橘饼引。

热毒咳嗽：咳嗽，肺脉浮而有力，沉而如无，此为热毒入肺，宜宣毒补气，药宜养正宣肺，如蒲公英、洋参。

咳吐冷痰：咳嗽吐痰冰冷，口不渴而干，气喘，或行动汗出，此乃阴中之阳旺，逼肾水上泛而为痰，此等证候，虽口不渴，不可认作阳衰，宜温中滋阴清热。

肥人气虚故多痰，瘦人气实故多火。

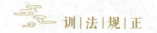

肾脏病

肾阳虚：多因素体阳虚，久病不愈或年老肾亏，或房劳伤肾而致。症见面色淡白，头目眩晕，腰酸腿软而痛，畏寒肢冷，精神萎靡。方如右归丸、金匮肾气丸之类。

大补元煎：人参、山药（炒）、熟地、杜仲、枸杞子、当归、枣皮、炙甘草。

金锁固精丸：沙苑、蒺藜、芡实、莲须、黄药子、龙骨、牡蛎。

肾不纳气：声音低怯，腰酸腿软，四肢不温，小便常因咳喘而失禁，舌淡苔白，脉沉弱。治宜纳气归肾。药如五味子：白果（炒）、沉香、蛤蚧、硫磺等。方如人参胡桃汤或参蛤散之类。

人参胡桃汤：人参、胡桃仁、生姜。

参蛤散：人参、蛤蚧。

阴虚火旺：由于肾阴亏虚，药如盐知母、盐黄柏、玄参、熟地、枣皮、泽泻、丹皮等。复方如知柏地黄丸之类。

肾病兼证

脾肾阳虚：舌淡苔薄白，脉沉迟。治宜温肾健脾，用附子理中丸、四神丸之类。四神丸：补骨脂、肉蔻、吴萸、五味子、生姜、大枣。

胃病

胃病常见者有胃痛、嘈杂、呕吐、呃逆、便秘、口臭、牙宣等。

胃寒：药如良姜、生姜、吴萸、白蔻、丁香、肉桂等。复方如良附丸（良姜、香附）之类。

胃热：多因过食辛热之品或气郁化火，或热邪内犯而至。治宜清胃泄火。

药如石膏、知母、黄连、芦根、大青叶等。方如清胃散（当归、生地、丹皮、升麻、黄连）之类。

胃阴虚：多因胃病久延不愈，或火热耗伤胃阴所致。

食滞胃脘：药如焦三仙、鸡内金、炒萝卜子、槟榔等。复方如保和丸之类。

平胃散加减：平胃散由苍术、厚朴、陈皮、甘草、四味组成，能治脾胃不和、不思饮食、胸腹胀满等证。平胃散加减用治外感风邪，内伤饮食，亦有良效。如其人发热自汗，头痛身痛。嗳腐吞酸，胸膈满闷，腹痛，舌苔底白面黄，人迎脉浮盛，气口脉紧，其余各部脉浮缓，此伤风夹食也，以下方主之：苍术、陈皮、厚朴、干姜、桂枝、麦芽、苏梗、羌活、香附，效果良好。如无汗恶寒者去羌活加麻黄，胸腹胀痛甚者加槟榔、枳实，口苦加柴胡，口干加花粉、粉葛，气虚者加参。

治胸膈食饮难进：杨师治郭之仪胸膈食饮难进，用条参、白苓、吴萸、桔梗、枳壳、炮姜、当归（净制）、金沸草，三剂而愈。此方意在补肝泻肺，金克木故耳。

治食干物胃中不痛饮茶汤则痛：党参、栀子、桃仁、厚朴、柴胡、枳壳、楂肉、麦芽、郁金、黄荆子。

治肚痛方：石膏、桃仁、槟榔、枳实、小木通、栀子、青皮、泽泻、丹皮、黄连、香附、黄荆子、野葱头。

反胃

反胃之病朝食暮吐，暮食朝吐。此证虚中有实，病在胃之下口与小肠之上口。此证有三，寒与热及瘀血阻滞幽门。寒者胃寒而不能化食，命门火衰，右关尺脉迟而无力，宜温补，以附子理中汤治之。热者，胃中有热。热气沸腾，饮食因而吐出，右关尺脉大而数，宜补中带清，以六君子汤加黄连治之。瘀血阻滞幽门，吐必少腹痛，右关脉结涩，先攻血后补之，当以桃仁承气汤或理中大黄汤攻之。三证皆属虚中有实，或攻或清或温，俱不离四六君子汤。热加大黄、黄连，寒加干姜附片，攻瘀血加桃仁、丑牛。朝食而午吐者多热，朝食而暮吐者多寒，吐而少腹痛者属瘀血，按证治之无不愈。若寒热虚实并见者，即寒热攻补并用治之。若其人素嗜酒，先以葛花醒酒汤加黄连、吴萸治之，痛者加桃仁、丑牛，后以六君子汤加干姜、黄连治之。盖反胃本属虚证，不可破气，总以六君子汤先补脾胃为主，兼理其气血。前人言噎嗝为水不足，反胃为火不足，未确。

噎膈

噎膈俗名哽食病。噎者食物不畅，膈者膈阻不通。噎乃膈之始，膈为噎之渐。此证病在肝脾肾三经，多由情志所伤而致。饮食入咽即哽痛者，病在肝肾；胸前哽痛者，病在胃，治在贲门。或属瘀血内结，或属痰涎阻塞，或属阴津枯竭。

此证有实有虚，实者气郁、痰凝、血瘀结于食道。虚者气虚、阴枯。凡治此证，不可妄用破气之药，以伤正气。气郁者舒之，痰凝者化之，血瘀者散之，皆补中带泻；气虚者补之，阴枯者润之。患此证者若能知其养，畅怀无忧，养气寡欲，调饮食、忌厚味则易愈也。

治哽病方：

通幽汤：生地、熟地、桃仁、红花、当归、升麻、槟榔、甘草。

启膈散：沙参、丹参、茯苓、川贝、郁金、砂壳、荷叶蒂、米糠。此方通噎膈，开关，更佐以四君子汤调理脾胃。

补气健运汤：黄芪、人参、茯苓、白术、砂仁、陈皮、半夏曲、生姜、大枣、甘草。

沙参麦冬汤：沙参、麦冬、玉竹、扁豆、花粉、桑叶、甘草。

五汁安中饮：韭菜汁、藕汁、梨汁、姜汁、牛乳。

调中散：通噎膈开关和胃，北沙参、丹参、茯苓、川贝、荷叶、陈皮、陈仓米、五谷虫。

逍遥散：咽中哽痛者或挟郁者用。

六君子汤加桃仁玉金，胸前哽痛者用，若因嗜酒而得哽病以六君子汤加干姜、黄连、粉葛、红蔻治之。此症有痰积，加川贝、广皮，血积加桃仁、红花、另饮生韭汁，食积加萝卜子、陈仓米、楂肉、麦芽，中积加胡连萱蓂。

泄泻

泄泻有寒有热。如腹冷胀痛，粪带清水，舌苔滑，口不渴，脉沉伏迟紧，此寒泻也，当用温热药，以去其寒，则泻自止。若腹热，胀痛时作时止，腹痛则便，粪带胶黏，苔燥口渴，脉洪大有力而数，此热泻也，当用大黄芒硝，急扫其热，并佐以辛凉药，以解热毒，热除而泻自止。

老人阴虚滑脱而泻：泻在夜半居多，其脉枯细急数，无润象，当补阴，宜多服。阳虚作泻，里急腹胀，粪如败酱，脉细微将绝，宜用芪术补气，再佐以温热药自愈。

"湿寒、湿热、食积、脾虚、肾虚，皆能致泻。如口和溺清，下泻清谷，湿寒也。口渴溺赤，下泻肠垢，湿热也。胸满痞闷，嗳腐吞酸或有腹痛，泻下臭秽者，食积也。食少便频，面色㿠白，脾虚也。五更天明，依时作泻，肾虚也。凡治泻须利小便，然有食积未消者，必待食积既消然后利之。"（《医学心悟》）

治泻：湿寒、湿热、食积俱以神术散加减治之。

神术散：苍术六钱（陈土炒）、陈皮六钱、厚朴六钱（姜水炒）、甘草三钱炙、藿香二钱、砂仁一钱，湿寒加炮姜木香。湿热加连翘。食积加山楂、麦芽、神曲。

脾虚作泻：香砂六君子汤主之，夹寒者加姜、桂，甚加附子。

肾虚作泻：加味七神丸主之，肉蔻三钱（面包煨）、吴萸三钱、木香三钱、补骨脂六钱（盐酒炒）、白术十钱（陈土炒）、茯苓六钱、车前子六钱、

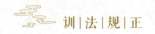

大枣。

泄泻补录

泄泻而腹不痛者肾虚也，泄泻而腹痛便酸臭者，伤饮食也，治在脾胃；泄泻而便色青者肝风也，泄泻而下完谷者，脾肾虚寒也。大抵泻而不痛者为泄泻属虚，重在补。唯伤食而泻者微痛，亦宜温胃消食，不可一味克伐。

暴注：暴注之证，腹不痛，而清水忽然大下不止，此证夏月最多，一感于热，一中于寒。察其脉，右大于左手者热也，人参白虎汤主之。左大而右小者寒也，得之于饮水中寒，香茹饮主之。

洞下：洞下无实热，纯属虚寒。洞下之证，便门不闭，便出无声，常下清水如水窟细溜，此脾肾虚极，以大剂参术加桂附，赤石脂投之。

【卷八 小儿诸证】

小儿痘证

小儿之证，莫重于痘，然痘之吉者，饮食二便如常，神气清爽。痘虽稠密，不药可愈，痘之凶者，初起或吐或泻、或狂乱昏迷，治之得法，亦可化凶为吉，惟在下手之初用药不误，若下手一错则治之难也，今将痘证治法列后。

呕吐

痘初起发热而呕吐者，此毒气上攻，此时当察其脉，右大左小热也。左大右小寒也。惟以升麻葛根汤主之。热重用葛根，寒加麻黄，伤饮食者呕吐之物臭酸，加山楂、麦芽，不可止吐。仍以升麻重用。经所谓在上者因而越之也，痘见而吐自止。若用药止吐，则毒反内攻，而变证出矣。

泄泻

痘初发热而泄泻者，此毒气下行也。此时当察其所泻之物，色白而不臭者，此中寒而不伤饮食也，宜温。色黄而黑，且臭恶者，毒甚也，以小承气汤主之，色赤者加桃仁下之，而泻自止。经所谓在下者因而竭之也，不可用药止泻，使毒留于内，则变证百出也。

腹痛

痘初热而腹痛者，毒气郁于中而不能达也，此时当辨别其舌，黄而赤者是也。当以升麻葛根汤重用赤芍，甚者加大黄少许。若舌色白中带黄，此饮食所伤，加楂肉麦芽治之，不可误认为寒，妄用辛热之品以助毒气。反生内热，使痘血枯不能发出，何也？痘初起原无寒证也，以寒治之则误也。若腰痛则加芒硝。手足痛桂枝羌活，总以升麻葛根汤为主。

痘见点热不退

痘发热三日，现点之后热当退，而仍不退者，痘未出齐也，以升麻葛根汤主之，更诊其脉何部紧数，即何部之痘未出，如肝经加山甲[*]，脾部加楂之类。有可下之证，仍当下之，不可骤补，若表实者，仍加麻黄，以退热为止。

昏迷狂乱

凡痘发热三日痘不出，而狂乱昏迷者，此正气虚而毒气郁也，法当下，狂乱者主以调胃承气汤，昏迷者主以大承气汤，俱加生党参数钱，则狂者静，迷者醒，痘亦出，若痘稀者以升麻葛根汤治之，使其出透，痘密者仍可下之，以清内府余毒，更察其右手脉象，男子右手小于左手。女子右手稍大于左手，乃为平脉，若男子右手独大，女子右手大左手数倍仍当下之，再观其舌色，以炎红为度，若舌色赤者血热也，痘点必燃红，热未退，以升麻葛根加红花、紫草、桃仁，必痘红活乃止。

或问曰：子言治痘，而多主升麻葛根汤何也？予曰：吾所言者，痘发热三日必用之药也，痘宜发透，葛根之性能深入，能显出，入先天，出后天，佐以升麻，臣以赤芍，使以甘草，乃和平之剂，即有外感亦可祛除，必热退，痘现齐，乃不复用，且发热三日内又无补托温补之法，故以此汤主之，或又问曰：痘宜温补，观子所言数条，皆主攻下何也，予曰，所言者险证也，然顺证也，若系顺证，温补且不必用，况攻下乎，且上数条，乃初发热三日之证，然可用温补之时，故所主攻下以却其毒而痘自出，化凶为吉之法也，或又问曰，痘毒可以清解，而子独主攻下何也，予曰：清解必用寒凉之品，子但知寒凉之能解毒，子亦知寒凉之凝毒乎？清解之法见功缓，予用攻下之法，却其毒而使之

---

[*] 穿山甲为国家一级保护野生动物，不可用，可用猪蹄甲等代替。

出，见效速，时医不知此法，而本误事者，此优柔养奸之过也。

以上数条，系发热三日内治法，今将现点三日内治法列后。

痘证见点，当热退身温，而仍发热者，痘未出透也，当察其脉象、舌色、指纹或外感风寒，内伤饮食，仍升麻葛根汤加减治之，务令热退身温乃止。

见痘辨吉凶

痘初见点，部位吉凶，幼科诸书已详，且不复赘。惟色脉之辨，诸书未详，痘初见点，色宜浅红，不宜深红，脉宜和缓，不宜紧数，若见深红之色，紧数之脉，仍升麻葛根汤加当归、红花、紫草，色紫者更加桃仁，甚者加酒军，不可妄补，若见黑点者，急以针刺之，吸出恶血，以冷水洗之复吸，以血色淡红为度，复量其正气虚实而攻下之，此证误用温补，痘必枯黑，不能涨浆，舌黑齿焦，遇此证时，以陶氏黄龙汤加减治之可愈，案列于后。

余芝山习外科，其小儿出痘，自用温补，痘焦黑不起，已九日也，余视之见痘密，周身无隙地，齿黑舌焦，诊其脉壮实，知其误用温补，以黄龙汤治之，依然涨浆，一剂而愈。

痘稀者反凶

痘见点三日内，宜周身温和，神气清爽，脉象和平。痘粒稀少，乃为大吉，否则痘粒虽少，皆大凶之证，余尝见有一二粒而殒命者，又有数十粒而殒命者，盖以庸医不观小儿之神气，不察周身之温热，误认贼痘为好痘，不复介意，往往误人，余尝见之，案列于后。

堂侄子维三子，方二岁，出痘一粒左上眼胞上，饮食如常，但周身热甚，神气不爽，余以为凶，而不之信，后痘大如豆，半浆结痂，脱后周身痘涌出而殒。侯姓子年四岁，出痘十余粒，痘医以为吉，余见身热烦渴，谓之曰，宜善治之。不信亦半浆枯焦不脱痂而殒。

陈姓子方二岁，延医点痘，出一粒于承浆上，嫩红如豆大，余见之曰此痘不详，而医与儿之父母不喜余言，亦不问其所以，后此痘焦枯而殒。

邻人侯昭辉之子，八九岁，出痘数十粒，七日内危急，延余视之，余至而儿气将绝，已不可救也，伊问其故，予曰，此贼痘也，然真痘也，真痘当在腹内未出，贼痘阻之，何可治乎。

治法辨法

或问曰：子言治痘数粒数十粒为贼痘，余亦见有数粒数十粒为吉痘，何也？吾曰：此全在小儿神气清爽，周身温和，饮食如常为吉，若痘粒虽少，而小儿烦躁不宁，周身发热不退，或烦渴喜饮，此为凶痘，初见色深红，亦能涨浆，浆未满而痘顶先枯（此时可救），焦黑而死，吉痘则涨足饱满，红活光华，结痂苍鼠色，小儿嬉笑如常，若不知其有痘，此吉痘也。

问曰：治法何如？余曰：此痘必先真痘而出，痘粒大如菜痘，色深红，或紫黑，初出似灯火烨之，不已，即似针刺出恶血，吸之。冷水洗之复吸，以血色淡红为度，刺之宜尽，不可留一粒，贼痘即出，则真痘乃现。

或问曰：能先于发热三日内，知其有贼痘而早治之乎？曰：能。夫痘证发热，以一日增一日为吉，一日微热，二日少增，三日大热，其出必无贼痘，若一日状热，二三日烦躁昏迷，其出必有贼痘。

又问曰：知其将出贼痘而先治之，法当若何？予曰：此时急针手少阳之消泺、清冷渊二穴，出其恶血，吸之洗之，复刺颈两旁阳明之人迎穴，吸之洗之如前法，不但可治贼痘，并可变凶为吉，变重为轻，案列于后。

邻人侯昭辉，共三子，先后出痘，一死于贼痘，一死于丹毒，俱在七日内临危乃延予往视，已无救也，余悯之，谓之曰，此二子皆可治之症，医不知治法，误二子命也，尔一子尚未出痘，若发热时可告予，时冬月二十七日，儿于日暮果发热，次日晨延予视之，状热烦渴，满面赤甚，予曰此痘不吉，予能治之，即治如前法，是夜见点，是年冬月小，至腊月初六日，痘以结痂而愈也，统计发热结痂仅九日，痘形如珍珠且稀，此化凶为吉，转重为轻之明证也。

予友黄镜安子，方岁半，延牛痘医谢玉堂点痘，周身遍出，小儿惊啼咬乳，以为痘惊也，治之不愈，延予视之，周身痘无他，及视左消泺、清冷渊处，有贼痘一粒，急针之，又以身热为退，复针右穴，并针人迎穴，应手而安，后痘始终无变证而愈。

现点知轻重疏密

痘现点之初，观面上先现之点，或单或双，相去远近，若单，相去一二寸者，其痘必轻且疏，若双，相去一分者，其痘必重且密，若三四点聚者，其痘每凶，急以升麻葛根汤加生党参、大黄攻之，以泄其毒，可化凶为吉也。

观面部以定痘疔

痘见点已齐，而身热不退，且烦躁不安者，其痘必有痘疔，面上必有黑点，黑点见于额上，痘疔必在胸前，黑点见于两颧，痘疔必在两肋，黑点见于人中，痘疔必在少腹，黑点见于下颏，痘疔必在下阴，急以灯火焠之，不已，急以针挑破其根，以拔疔散敷之，不然则痘虽见点，亦难涨浆，每致不救。

丹毒治法

痘发热三日并不见点，但见赤色大如掌，形如涂朱者，丹毒也，此证最凶，朝发暮死，一身手足左右前后走窜甚速，遇界即不可救，如发于左，遇于右即死之类，然知治法却无大害，丹毒发时，急于肉色红白交界处，以磁锋砭其周围，以防其走窜，后于红色上，密砭之，出其恶血，以冷水洗之复砭，以血色淡红为度，砭之后仍常视其周身，若再发者，治如前法，药以升麻葛根汤加大黄少许治之，此证虽险，按法治之，其痘亦轻且吉，何也？砭出恶血，痘毒已泻大半也。案列后。

邻人侯昭辉之子出痘七日内急甚，延予视之，见额上丹毒已遮日月角，左右两颧已遮于面，其色紫黑，予曰此不可救也。然气未绝，以磁锋贬之无血，遂死。

予徒玉林之女十三岁，延牛痘医谢玉堂点痘，烦躁不安，延予视之，额上丹毒初起，急砭之，谓之曰：宜常视其周身有无再发者，如发砭之，日暮复现于项之左右，次日复现于两手臂，俱砭之，复出痘数十粒，不药而愈。此化凶

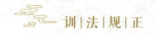

为吉也。

以上系见点三日内治法，今将涨浆三日内治法列后。

痘重不宜清解

痘之重者，正气必虚，庸医不知治法，见痘稠密，即用清解，往往痘将涨而倒陷。不知清解药品类多苦寒。痘类阳气化坠。苦寒之品，大伤阳气。反能凝毒。此时宜内补外托，使不内陷而已，何也？痘既稠密，毒已发于外也，唯以党参、当归、升麻、白芷之类治之。若其人不能饮食而烦渴，又当观其形色，脉象虚实，实可下，虚者补之。血虚者加血分药于气分药中，不可执四物汤以为补血也。气虚者以补中益气汤治之，或参归鹿茸汤。总之，痘既稠密，毒气原重，此宜内补外托，浆足毒化，若误清解，必有倒陷之忧，慎之慎之。

初涨浆而面目肿，痘未涨而肉先肿，不可攻毒。

痘未涨而面目肿，人但知其毒重，而不知其正气大虚也。何也？痘毒之出，全赖正气收束。正气虚而不能收摄。毒气遂泛溢于肌肉之间。此时当重用参芪，峻补其气。气足而肿自消，痘自涨，一定之法也。若误用攻毒清解。未有不误人者也。

痘密如蚕种界限不分

痘密如蚕种不分界限，本为难治之痘，然善治之，亦可十活二三，盖此症必兼疫中有疹，其人痘虽见齐，而热仍不退。必先治其疫，次补其气血，不可纯用清解，只宜内补外托。若只认为毒重，一味攻毒解毒，则百无一生。案列后。

予治一苟姓小儿，痘如蚕种，知其夹疫也，先治其疫，而痘之见者遂伏十分之一，继用补药，而痘遂伏十分之二，初犹疑为伏内也，而察其神气转清爽，饮食如常，始悟伏者非痘伏也，乃疹散也，后痘涨浆，或数粒合为一粒，或数十粒合为一粒，界限不分，其粒大有一二寸者，于恐其皮薄易破，重加黄芪于参归汤中，痘浆足结痂，有大如掌者，遂愈。

蚊芒蚕迹：痘当涨浆之时，但如蚊芒蚕迹，人但知为气血之虚，一味温补。而不知其为气血之郁也，盖此症因热烧太重，起初不知治法，以致热毒燥血。血枯血瘀，不能涨浆，且热甚伤气，气郁而血愈不行，但知温补，愈补愈枯，愈补愈郁。及致不救，委命于天，而不知治法之未善也。遇此症者，当于补气药中加行气之药，于补血药中加散瘀之品。务令气行血活，气血流通，自能涨浆，若其人不能饮食，则系脏腑留毒，不可清解，惟重用党参合三承气以攻下之。

以上二症，俱属凶症。急补急攻，不可迁缓，一迁缓则必误事也。

空仓痘

痘已起顶，内空无浆，人只为血虚，而不知为血郁也。此症亦因热甚燥血，血枯血郁，不能流通，故痘皆空壳，此时以补血散瘀为主，若但知补血，而不知其散瘀，药必不效。

以上三条为痘之重者乃有此症，痘轻无之。

错喉发呛

小儿痘涨浆之时，汤药下喉即呛，名曰错喉。盖喉为肺管，咽为食管，肺管不能容物，上有会厌，如风箱之闪叶，随气开闭，在肺管之上，压住上口，与食管交会，名曰会厌。形如半月，大如半钱，压满管口，饮食并入于咽，痘毒热气熏蒸，厌皮痿小，不能压满管口，汤水错入于喉作呛，故曰错喉。时医不知治法，以为喉中有痘，清热解毒十不一活。不知此症当见点发热之时，必先喉嗽，喉嗽既久，乃发为呛。始喉嗽之时，即用防风白芷以宣其毒。用小木通引毒下行，则必不至于呛。涨浆之时发呛，又非防风白芷所能治。惟以参归鹿茸汤峻补其气血，务令浆足而呛自止。若用清解，则浆不能起，反速其死也。此一定之法，不可易者。

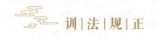

咬牙寒战

小儿出痘咬牙寒战时，医只知为寒，而不知为元气之虚也，此症有见于发热见点之初者，有见于涨浆之时者，有见于已靥之后者，治法不同。用药各异，总属气虚毒胜，邪正交战，正不胜邪，因而寒战。发热之初见此症者，或小儿脾弱，或系表实。俱以升麻葛根汤加党参数分，以补正气。表实者加升麻桂枝，涨浆而寒战者，乃气血以化为浆，余毒未尽。正气又不能胜毒，因而寒战，此时惟大温补，或加桂附，不可只认为寒，靥后而有此症者，乃大虚之候，外感风寒，不可认为余毒未尽，误用清解，慎之慎之。

涨浆时随症用药

痘已涨浆，防其倒陷，药宜补托，然补托亦因症而施。不可误用。每见时医用补，将参芪术归地芍等一并揽入，毫无分别，往往吉变为凶，今悉言之，痘已涨浆，而痘顶不凸起者，气虚也，重用参。痘已涨浆而皮薄者，重用芪；痘已涨浆而浆清如有水汽者，重用术；痘已涨浆而干枯者，血不足，重用当归熟地，血热者用生地酒芍。又看腹背手足，察十二经何经未起，察其虚实而补泻之，手不起用桂枝，足不起者用雄片，头面最为紧要，痘若头面浆足，即周身浆不足亦无防。头面又以口唇两颧两颊额颅为紧要。此数处浆足，他处不足亦无妨，当察何经未起，即以何经络治之，口唇两颊重用参，额颅重用鹿茸，两颧重用当归柴胡之类，上热毒重者，宜升以散之，如升麻柴胡芥穗之类，下热毒重者，宜利之，如木通车前之类，痘重而能饮食者，此脾胃不病也，若不能饮食则系脾胃有毒，宜用参以补之，以楂肉发之，以粉葛升麻托之，生甘草以清解之，生米以清补之，使必能食乃止。此并不治痘而自愈者，脾胃气充，则能托毒外出，而痘无例陷之忧也，凡痘之例陷者，皆中气弱，而正气不足也。

察脉辨疑似吉凶

痘证初发热未现点时，医以指尖耳轮冷热辨知，热者为外感，冷者为痘，此法未的确，盖痘之出，以耳轮、手中指、手食指、足食指冷者为吉，热者为凶，盖耳轮冷者肾之属也，耳轮冷则肾之毒轻，中指冷则心之毒轻，手食指、足食指冷则脾胃之毒轻，心肾脾胃人生之紧要脏腑，此数处毒轻，则痘必轻而吉，若耳轮，手中指，手、足十指热，则知数处毒重，痘必重而凶。然以数处冷为痘，数处热然痘也，当于脉辨之。伤寒之脉，左手大，右手小，左手数，右手迟，而痘证之脉，则右大左小，右数左迟，若见此脉象，即以升麻葛根汤治之，若见吐泻之症，即以前吐泻法治之，若其人烦躁大渴，而脉浮不见者，即以大黄下之，不可疑惧迟延以误事，大抵痘证之脉，以浮洪滑数为吉，以沉牢结涩为凶，盖浮洪为毒气外泄之象，滑数为气血流通之征，若沉牢紧涩则气血俱弱，毒气内伏，此宜于发热之初，加党参、当归、楂肉于升麻葛根汤内，若见烦躁腹痛，腰痛之症，急加大黄，务使脉气活动流通乃止，若脉象诊之不得者，当于舌气辨之，盖痘证之脉，与疫证之脉相似，痘证之色亦与疫证相似，有苔则见黄色，无苔则见红色，若苔黄而舌淡红者，痘必轻，苔黄而舌色深红者痘必重。以庄黄下之，以舌色淡红黄为度，不可过下，当留微热，然若疫证必下尽也，若下尽必伤阳气，而痘难起发，慎之。若苔黄而厚者，为有饮食积，当消饮清热，大凡小儿吮乳者，舌苔常白。舌尖淡红，此正色也，出痘之时，舌苔微黄，舌尖正红色，此正色也。若苔深黄，舌尖深红，则为有郁热，宜清。

痘夹斑疹忌用温补

痘发热现点之初，当视其有无斑疹，斑赤色，有大如豆者，有大如钱者，有大如掌者，此时当查小儿形状，若但壮热不止，斑隐于皮内者，以举斑快斑汤治之，若小儿烦躁不安，以大黄下之，气粗以小承气汤下之，不必治痘，但治其斑，斑消而痘自出，疹有红白二色，红者小如针眼，白者小如痱，红者有色无形，白者有形无色，不若痘之形色具有也，红者以赤芍、柴胡、荆芥、薄荷等清之，白者以花粉、牛子、桔梗、防风等治之，忌用补药，疹去而痘自出，有痘已现齐，而后有斑疹者，小儿必发热不退，痘必不起，视有斑疹，亦当治斑疹不必治痘，即元气虚，亦只可加生党参二三钱，切忌用黄芪，误用者斑疹不散，而痘亦不起发，证必危也，总之，痘夹斑疹切忌温补，慎之慎之。

亮水加黄豆豆芽，灌浆加酒米黄豆，脉微弱加党参、当归、大枣，涨浆左手脉沉微细，右手无脉，痘干燥，不用酒米，加黄豆三十粒，足肘不起加雄片一钱（火炮），两颊不起加角片（火炮，甜酒制）。

灸法

小儿痘已现点，细看头面胸背手足，有无枭痘，有则以灯火焠之，枭痘之形不一，有一粒独大，其色深红，异于他痘者，有一粒独大，而数小痘围者，有一粒独大，而数小痘接连者，一有此痘，小儿必烦躁不安，急以灯火焠之，其现之处不一，惟当任督之路者为最重，上则咽喉，下则肾囊，下至阴穴，更为紧要，但他处皆用火焠，至阴穴不可用火焠，惟以灯火焠，医者手次指螺纹上，乘热按之，暑月焠一壮，春日秋日焠三壮，冬日焠七壮，复一日周身遍视一次，有当焠者即焠之，大凡出痘啼哭不安者，必有枭痘阻其经络，使血气不能流通，痘毒不能发泄，宜审视之，手心劳宫穴，不论枭痘吉痘皆宜焠，不焠则小儿心烦，手十指螺纹中，有痘必焠，不焠则痘落眼中，惟少阳不可焠，以针挑之，如挑疔法，凡用火法，当从上及下，先胸后背，不可逆施，足涌泉穴有痘亦焠。

麻疹

麻之一证，虽较痘证稍轻，然分辨不明，亦有失事者，俗云痘宜温补，麻宜清解，不知痘亦有不可温补者，麻亦有不宜清解者，当于外之形色内之脉象参之，麻之形宜现在皮外者吉，若隐于皮肤内不能现出者，多变证，现出皮外而不收靥者亦不吉，盖二症俱防毒气内攻，当察脉象何因，因于外者，风寒客于肌表，故欲出不出，当收不收。内因饮食所伤，中气不运，不能托毒消毒，或过用清解，或误用补药，当随证治之，更察其脉象，以浮洪为吉，以革涩结牢为凶，初起重在发表，冬日以麻黄汤主之，夏日以葛根汤主之，春日以柴首桂枝汤主之，秋日以麻杏石甘汤主之，必另其透出皮面，朝现暮收，暮现朝收，三现三收，身热退而愈也，身热不退必有变证。当察明治之，或汗或下或清解，总无温补之法。

或问曰：痘麻初热三日，俱发壮热，何以知其为痘为麻也？曰：痘证发热，时热时止，麻症发热，热无止时。目泪鼻涕，目红咳嗽，此麻症也。若痘则无此象，目泪者肝之热也，鼻涕目红咳嗽者，热乘肺也，《内经》云：火郁发之，故初起俱宜清解，总不宜执麻宜清解之说，轻投苦寒之药，凝毒不出，反生他变，惟天行时气之麻，不宜发表，恐伤阴气，先重解毒，如连翘、牛蒡子、花粉、薄荷、黄芩之类，亦不可妄用苦寒，凝毒不出。

或问曰：麻证有能饮食，有不能饮食者，有头痛、身痛、腰痛者，何也？曰：能饮食者脾胃无病也，若不能饮食，病在脾胃，当察其寒热治之，头痛身痛等症，亦有寒热，当于舌色与脉象辩之，以上二症，惟天行时气之麻有之，治疫不治麻，与治疫痘同法，其脉象右大左小，与疫证脉同，若以治常麻之治法治之，则多误事。

或问曰：麻证多泄泻何也？曰：此症有二，一在大肠，一在小肠，泄清水者热毒移于大肠也，泻而胶腻黏滞如脓血者，热毒亦于小肠也，入大肠与肺同治，入小肠与心同治，不可止泻，泻而痛者可下，不痛者惟按五行大运之所合，客主之所临者，以治之，如甲己主以甘草，己庚主以黄芩之类，然必用在三现三伏之后，若初起时误以苦寒，则毒气反凝，有麻发而咳嗽不止者，有麻发而疮痒不已者，有麻发而眼目生疾者，此皆过用苦寒之故也。

或问曰：麻证无补法，倘有虚弱之人，麻已三现三靥而麻痕隐于皮内不消，身有余热不退，用升散之药不效，且时有惊风之状，治之奈何？曰：此脾虚之候也，法当补脾，不可用参芪，当以桂枝白术汤加柴胡治之，如咳嗽甚者，加桔梗红花，夫脾为肌肉，麻痕隐而不消，脾不能化也，状如惊风，中气弱不能胜毒也，此皆过用苦寒之药伤其胃气，乃有此证，医者慎之。

或问曰：麻证有周身现点者，有如云斑者，且有非点非斑，但红如涂朱，或大如手，一二日即死者何也？曰：现点者麻之轻者也，不药可愈，云斑者麻之重者也，初起以举斑快斑治之，三日后而斑不消者，以消斑青黛饮治之，红如

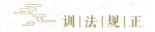

涂朱大如手者，丹毒也，当用砭法，详痘证门。

或问曰：麻之色有淡红者，有深红者，且有带黑色者，何也？曰：毒轻者色淡，毒重者色深，总宜现在皮肤之外，明白易见，若见黑色，非寒凝于表，乃血瘀于中，当于脉辨之，若浮候紧，寒凝也，当汗，浮候革，血瘀也。因热盛灼阴，血凝而黑，当散瘀血。

或问曰：麻疹发热三四日，麻不出而腹痛，且烦躁不安者，治之奈何？曰：此证其脉必数而有力。法当下，气粗皆大承气汤。但烦躁者，调胃承气汤主之。

或问曰：麻后而身热已退，饮食如常，但麻痕不消，何以治之？曰：血未和也，不必治，但调其饮食，勿多食咸则愈。

小儿风毒*

小儿风毒之证最为险恶，小儿十二岁内皆有之。初起发热咳嗽，喉中痰吼如曳锯，气粗而喘，脉数，项上人迎脉动，解衣视其胃口掣动者，此其候也。始而胃口掣动，继而掣陷成坑，有深一寸者，继则胁下亦掣动，肋上肉动，掣陷于骨缝中，继则满腹掣动，陷成坑如碗大而死。俗以为肚惊风。余尝治此证，以为虚也，用术附建中汤不效，以为风也，加风药于理中汤内亦不效，以为寒不效，以为热不效，连死三人，不知其故，夙夜思之得虚实寒热并用之法，以小柴胡汤全方倍人参，加白术，白附子、荆芥、薄荷、姜虫、牛蒡子，活人甚多。此证状似惊风而传染，故取名风毒，方书不载，乃余之臆说也，而虚实寒热并用之法，方书亦未尝言之也。

小儿指纹辨

大人以寸关尺之浮沉迟数，辨其表里虚实寒热阴阳，小儿不便诊脉故以食指之纹为辨，食指之纹乃肺经之支也，风气命三关者，即寸关尺也。推之而去来速者，即数也，去来缓者即迟也，纹见皮肤上者，即浮也，纹隐不现者即沉

---

* 编者认为其应为现代医学之白喉病。

也。左指纹浮数而发热者外感寒也，右指纹浮数而发热者，外感热也，浮而粗大者，左主血虚，右主气虚也，左浮而迟者风寒也，左浮而数者风热也，右浮而迟者中气虚寒也，右浮而数者，中气虚热也。左指纹色青者血寒也，右指纹色青者，中气寒而木乘土也。左指纹色紫者血热也，右指纹色紫者，气中之血热也。有吐泻之证，而左手指纹粗大，色青为风寒，色紫为风热也，右手指纹粗大色青宜温补。色紫宜补中带清。右指纹沉而左浮者为病在表也，左指纹沉而右浮者，为病在里也。总之指纹喜沉不喜浮，宜细不宜粗，宜淡红不宜青紫，不宜太迟稍数无妨，细如发者不宜，细而乱者不祥。粗而直射者，左为外感急，右为内伤重。惊风而左指纹浮大，色青为风，色红为寒，色紫为热，右指纹浮大，色青为中寒，色白为中虚，紫为中虚热。外感寒而内伤食，则左数右迟，左浮右沉。此皆幼科未及详者，故略言之。

小儿宜诊脉说

小儿看指纹而不诊脉者，以小儿有病，啼哭不安，且脉之三部未全，故以指纹辨之。然暮夜灯光之下或有辨之不真者，当于脉求之。则以左右手脉之大小迟数，定其表里寒热阴阳。凡发热而左大右小，左数右迟者阴证也，左小右大，左迟右数者阳证也。女子右手原大于左手，发热而左右大小相等者阴证也，右手大于左手数倍者阳证也，辨之得真，则治法庶不至误也。

小儿发烧

因外感风寒而发烧者，发热恶寒无汗，头痛身痛，喉痒，咳嗽，流清涕，小便清利，口和苔白，服发散药其烧自退。

因外感风热而发烧者，发热恶风有汗，头痛，喉痛，咳嗽，流涕或稠，小便黄，口渴苔薄黄，服辛凉解表药其烧自止。

因中暑而发烧者，其人突然高烧，出汗、头重头痛、烦渴欲饮、体倦嗜睡，甚则项强抽搐、神昏肢厥、舌苔薄白微黄，脉洪滑，治当清暑热，益沅气，以清暑益气汤主之。若胃热偏胜者，治当辛凉清热，可用白虎汤或白虎加人参汤。

因伤暑而发烧者，其症发热而微恶风寒无汗，或口渴而欲饮，身体拘急，四肢酸痛，倦怠嗜睡，苔薄白，脉浮数，治当去暑解表，以新加香薷饮主之。

中暑与伤暑不同，中暑发热不恶寒，伤暑则发热恶寒，中暑有汗烦渴，伤暑则无汗或渴而不饮。

因阳明热盛而发烧者，此为外感邪热入里，症见体温逐渐升高，卒至壮热不休，扬手掷足，揭衣去被，口渴饮冷，大汗出，苔薄黄，脉滑数，治当辛凉清热，以白虎汤主之。

因阳明腑实而发烧者，此为肠胃热盛，症见日晡热甚，大便燥结，腹满而痛，手足出汗，舌糙苔黄，脉沉迟而滑，治宜苦寒清降，以大承气汤主之。

因邪入营分而发烧者，初时邪在气分未解，邪热乘虚内陷营分，因而症见壮热不休，日轻夜重，心烦，夜不成寐，斑疹隐隐，口不甚渴，甚或有时谵语，舌红绛，脉细数，治当清营泄热，以清营汤主之。若邪入血分，则病势加重而见出血，发狂，斑疹透露之症，则当清热凉血，以犀角地黄汤主之。

新加香薷饮：香薷、银花、鲜扁豆、连翘、厚朴。

清营汤：犀角、玄参、麦冬、丹皮、生地、黄连、银花、连翘、竹叶心。

清暑益气汤（《温热经纬》）：西洋参、石斛、麦冬、黄连、竹叶、荷梗、知母、西瓜皮、甘草、梗米。

遗尿

小便于睡中自遗者为遗尿，此证小儿较多见，成年人间或有之。考其遗尿之故，有因肾阳不足，下元虚冷，闭藏失职，膀胱不约而遗尿者，此当温补肾阳，佐以固摄，以桑螵蛸散合巩堤丸加减，或桂附地黄丸加益智仁、桑螵蛸、补骨脂治之。有因肾阴不足，相火妄动，膀胱开阖失司而遗尿者，此当滋阴降火，以知柏地黄汤主之。有脾虚气陷，升举无权，肺气虚弱，水失其制，因而遗尿者，此当健脾益肺，佐以固摄，以补中益气汤合缩泉丸加减治之。

孩提之童，任督未充，或先天禀赋不足，肾阳虚弱，或后天调摄失当，脾肺气虚，故小儿遗尿较为多见。

此外肝经郁热，影响膀胱不藏，也可能遗尿，但不多见。治当泻肝清热，以龙胆泻肝汤治之。

缩泉丸：乌药、益智仁、山药。

又方：猪尿脬一个，雄片一两入尿脬内炖服。

小儿流尿方：益智仁七个，桑螵蛸七个，白果共为末，用酒调服。

小儿气虚脱肛，用补中益气汤加淮山、甘杞治之，如里有寒宜补中益气汤加羌活、白芍、煨姜治之。如吊下之肠坚硬或疼痛者，此为有湿热在内，宜清凉药泻其热，除其湿，外以倍子、老葱、朴硝熬水洗之，或服脏连丸：黄连八钱、猪大肠二尺许、以黄连入肠内煮烂服之。

凡脱肛证，初脱者用补中益气汤，久脱者以后方治之：党参一两、当归二钱、桔梗三钱、雄片二钱。

巩堤丸：五味子、菟丝子、补骨脂、附子、韭子、益智仁、熟地、白术、茯苓。

又方：白矾、石脂、伏龙肝研面敷之收。

小儿中恶

小儿无故猝然倒扑，目空口闭，牙关不开，手足不动，状如死人，而两手脉不绝，此中恶也。宜韭菜、葱头、生姜共研取汁，用小竹管截去节，灌汁管中，插入鼻内，男左女右，下喉即愈。

中恶愈后虚者用四君子汤，有热用白虎汤，热甚舌苔老黄而干燥无津者，用调胃承气汤，须加当归、党参各三钱。

急惊风

小儿忽然啼叫动惊，眼目斜视，或上视直视，或口眼歪斜，或腹痛，或手足抽掣，此急惊风也，乃脾阳虚，肝热邪甚，主以理中汤加柴胡、薄荷。若外见角弓反张者，此外感风寒，内伤饮食，但以桂枝汤主之，审其虚实缓急而加减之。

慢惊风

慢惊之证原无外感，乃是内伤，或急惊之后，失于调养，或食生冷损伤胃气，大吐大泻之后，多成慢惊。初起之时，上下眼皮微扇，眼微斜，手足微掣。二三日后则复呵欠，面目唇青而证危也。以理中汤主之，重加参术。万不可以认为外感，亦不可用破气、化痰、祛风之药，再损其真气，此本中气虚寒之证，然亦有热者，亦当补中带清，不可用苦寒之药以伤胃气。此一定治法也。又有兼表证者，不可用表药，但以姜葱捣烂，酒炒热用，熨其背脊。取微汗，以胡椒、吴萸、陈艾为末，煨姜切片贴脐中、关元两穴灸之。病愈仍大补脾胃，气足乃止。不然再复发则难救也。

小儿吐泻阴极似阳

凡小儿吐泻阴极似阳，六脉洪数，口渴饮水不休，腹不痛，壮热不止，面赤（以上貌似阳象），而舌淡红，唇不焦燥，目无赤色（以上皆阴象），此阴盛格阳也。甚而欲卧地，欲饮冷水，但以舌色、唇色、目色三处辨之，而知其真寒，以附子理中汤治之，日服十数次，有一剂而安者，有三四日乃愈者。若误用苦寒药必死。但此证要医有卓见，病家能信任，乃能收效。何也？此证初服药，反烦燥不安，惟诊其脉则稍和缓，此系药病相投，而药力不足以胜病，故反增病状矣。急大剂与之，则脉静身凉而吐泻皆愈。何也？阳入于内也。此证多发于夏秋之际，此为阴极似阳之证。

至于夏月或发热或不发热，忽然洞泄，下清水，腹不痛，此热伤肺气，肺移热于大肠，其右寸或浮数无力，或浮大中空，此为热证，必喘，此热在肺，以参麦散加大黄下之即愈。

有夏月得热证，身壮热，六脉数而有力。喜饮冷水，日尽一桶，渴不休，小便亦不休，以六味地黄汤治之即愈（方中地黄宜生）。

急慢惊风指纹脉色辨

小儿急惊，面色青赤，左手指纹纯青直射，脉数，右手指纹红，脉沉迟。此为外感，复有内伤，当合内外而治之。慢惊证面色枯白而青，山根两唇皆青。若见黑色则不可救也，此证初起两唇外微有青色，乃土虚而木乘之也，治小儿者见微有青色，即当大补脾胃，必青色退乃止，不可误认为风。右指纹浮大，色淡红微青，病危时则纯青，左指纹亦然，脉迟缓无力，治法惟宜补土，不与急惊同治。

口吐清水方：此证如脉象活动者，吴茱萸汤加半夏治之，如脉象不活动则用五苓散加干姜数分治之。

神仙灯火治小儿脐风

小儿脐风最难医，七日内外见灾厄，神仙传下灯火法，救儿百中不失一，初生两日山根黄，风气初发急治之，灯火先从头面起，男女俱是左先施，起自角孙后瘛脉，听宫曲鬓次第及，本神燋至天容止，右边又从角孙起，起自角孙终天容，左右两侧阴阳通，乃从颥会及承浆，肩井曲池合谷详，气关燋至神门止，左边燋毕右边起，右边肩井次第燋，燋到神门通心窍，左边再起乳根穴，从上燋下七燋列，右边乳根亦如之，连下七燋不可缺，脐下阴交续命关，平平三燋非等闲，面前燋毕背面当，柱骨脊中下长强，此是督脉行过处，一连九燋在中央，肺腧阳陵共承山，次第燋去左当先，后有昆仑并解溪，邱墟涌泉四穴的，先左后右告君知，依法燋之功效奇。

卷九
傅师语录、脉法、遗方医案

脉法论

傅师曰：心肝肾脉属阳，若脉沉而迟者，此为阳极生阴，若尺脉浮而兼空虚洪紧者，此为阴极似阳。若脉见浮洪者，宜疏散忌油冷。若脉见沉而有力者，虽疏散不忌油。盖脉沉而有力者，有火也，忌油恐火愈旺矣。

左三部脉浮而有力者，病在阳分，四物为君养阴，姜附桂为使散热邪也。沉而有力者，病在阴分，沉即阴分有寒，有力即血分有热也，当用归、芎、白芍为使，姜附为君，治法当温中清热。若沉而无力无神者，此属阴经有寒也。

肝脉浮弦为阳虚，肝脉气弱，宜真元饮之属。肝脉沉迟而有力者，此为阳极似阴。

肝肾空虚，为肾不纳气，药如甘杞、巴戟、龙骨、牡蛎、沙蒺藜之属。

肺脉浮而有力，气分有热，脾脉浮而有力亦然。药宜银柴胡、石斛，清气分之热。

肺脉浮而有力，即紧弦是也，为木克土也，何也？盖脾胃清阳不能上升于肺，故肺燥，肺燥不能平肝故克土。用橘饼平肝润肺。

肺脉浮涩而无力，沉而有力，此为风寒入里，宜宣肺开窍。若肺脉沉而有力甚，乃肺热，大肠有火，恐失血，宜承气汤下之。

肺脉空者不宜汗，恐亡阳，当补阳除邪。尺脉空者不宜汗，当养阴除邪。

肺脉空虚，脾脉沉实，此为气虚夹食，药宜补气消食。

肺脾并空虚者，此为正气不化作饱。

肺脾沉实有力，此饮食作饱。

肺脾沉而无力，肝脉有力，此为木克土作饱。

肺脾空虚命脉短，此精不化气作饱。

肺脾沉迟无力，此为伤冷作饱。

肺脾沉数有力，此为寒火结胸。

肺脾沉涩无力，此为气结。

肺脾空虚，为肺不纳气，药宜参芪。

脾脉沉而歇止，知其泄泻。

泄泻下血，肺脉虚涩而无力者，此为肺不纳气，粪前下血为气虚，粪后下血为阴虚。

咳嗽肺脉浮而有力，沉而如无，此为热毒入肺，药宜养正宣肺，如蒲公英、洋参。

傅师曰：女子两尺脉俱无，心脉浮中沉俱调匀，有孕也。妊妇肺脉芤者，主胎漏下血。肺小肝大，此为平脉。

女子平日两尺不现者，此为淫欲过度，气泻于阴分，必小腹胀兼带证。心肝洪数，木火通明，必见血证或崩漏是也。

产后心脉伏者，必瘀血冲心也，胸中疼痛作胀是也。

男子左尺脉沉而有力为伏阴。伏阴者，即寒入于里也。宜温之，不可汗。

女子右尺脉有力为伏阳。

又曰：肺脉空者不宜汗，恐亡阳，尺脉空者亦不宜汗，当养阴除邪。

男子心脉细者是夜必失身，女子心脉洪者，必失身。处女尼孀凡见心脉洪大，肺脉沉涩，盖由心中欲火太甚，治法宜清心中之热，改脾胃之郁。

男子尺长多春秋，女子尺长多淫欲。

气血阴阳虚实论

傅师曰：血中之气，气中之血，何谓也。余析之曰：血病初起宜调气，既久则益气，又闻阴无阳不生，非血中之气乎，药如归脾寿脾补中之类。如气短气促，肺热干咳，病似在气也，而何以八仙长寿清离滋坎，治劳嗽真元归气，又闻阳无阴不化，非气中之血乎。

傅师曰：两肩窝即肩井穴，若作痛者，气血两虚也，用十全大补汤。

脊骨属督脉，由督而至于脊骨，若作痛者，督之阳虚也，当用阳八味以补之，精道者即命门，精所从出之地也，若作痛者，用十全大补汤（精道即宗筋）。

傅师曰：头部左偏痛属血，右偏痛属气与痰，须分寒热虚实而治之。

口之上腭为明堂，又曰天花板属阳，若作干者，水无火不升也，当服八味丸加柴胡。余常治天花板作干者，予谓酒食伤胃，以滋阴药中加粉葛升阳亦愈。

小舌属心包络、三焦、主以丹皮。

舌下腭廉泉穴，至阴之地，津液出入之乡。

背为阳，背心作胀，此阳结也，宜清阴分之热。

背心有气游走无定者，由膀胱有火，而气不能归肾也。背一点疼痛者，湿痰注于太阳也。

口唇干，脾有余食、口唇红者有虫积，口唇白者，中气虚寒，唇如裂者脾有热甚也。面上乍红乍白者虫积也。夜间口舌干，而仍喜热喜饮者，气分有寒，血分有热也。早间眼内干涩，阴分火重也。眼流冷泪，肝经气虚也，早间眼目干温作痒，口苦口干，夜间气胀，大肠干燥，悉属阴虚，肝木作祟，治宜润燥，滋阴平肝。

傅师曰：凡痛证、咳嗽，忌酸涩、如龙骨、乌梅、枣皮之属，余皆仿此。

傅师曰：壮阳必削脾，盖恐土盛克水，故削脾而阴中之阳旺。药如红蔻、茯苓削脾。

傅师曰：男子不宜滞阳，女子不宜滞阴。大热则滞阳，阳旺必亏精，大凉则滞阴，阴旺必思色。

傅师曰：气有阴阳，血有阴阳。

气之阳亢者，暴见吐血，用药宜破气，切忌寒凉。如厚朴、萝卜子、桃仁、槟榔、火麻仁之属，然血色必见紫黑，右手肺脾命脉皆洪大是也，切忌寒凉之品。气之阴盛者，暴见大泄，用药切忌寒凉，宜附子理中汤之属，切忌寒凉，脉于左手见病。

血之阳亢者，忽然见呕吐，心肺二脉洪大，药宜生地四物汤，加黄连、贝母、桑白皮。血之阴盛者，小腹有积聚，药宜炭地四物汤加炒黑楂肉、炮姜。

血瘀有火者，破药宜润，如归尾、桃仁、红花、益母草，少加洋桂子等药。血分有寒夜发热，气分有寒必作饱。血分有寒宜温中散瘀如脱化煎。气分有热宜滋阴固气。盖谓参芪、甘草，泻火之圣药也。

大便秘结忌利水，阴虚下血忌利水，肺热干咳忌利水，如栀子、腹毛、苡仁、木香，其余苓泻可知也。盖无水不能制火，利水则火愈旺。

血证失血初起，不宜固气，固气必血瘀，若补气则阳升，阳旺阴愈消，犹恐血得升而愈炽。虽曰血脱益气，必须补血，血证既久，方以其药收功。故血证初起调气，血证良久宜益气。

又曰：气虚血虚者，宜固气固血，不可破气破血。破气必作喘，破血必作饱。若气淤血紫，气凝血黑及两尺有力者，可破之而痊。又曰欲得失血止，水旺血自宁。但血虚有火者，不宜破气，盖破药多温，破之则火愈旺也。

大便结涩不宜固气，脉带紧数，不宜固气，痰壅食停，不宜固气，吞酸痞满，不宜固气，气短气促，不宜固气，亦不可破气。脉沉涩有力，不宜固气。

师曰：是证阴中之阳旺，治法宜滋阴养阳，故破气必愈喘，固气必作胀，脉沉涩有力，气郁故也。

如两颧发红，尺脉洪大之类，药宜生地四物汤治之。

气滞有火者，宜理气破气，气顺则火自除。何也？血在人犹权衡也，气旺血必衰，血衰气必盛，故削其阳而阴自盛，而火亦因以自除也。

傅师曰：肥人气虚故有痰，瘦人气实故多火。

带浊

带浊初起，不宜固气，固气必生积聚，愈涩愈滞然也。

师曰：带浊证多由淫欲过度，阳气下泻于阴分，故小腹寒水之乡作胀，气郁于阴分，兼之心胞命门火旺，逼出带证故也，治宜逍遥散升阳舒郁，因寒热加减治之。

五心潮热

五心潮热何？师曰：此证口干心干，本有火也。其在妇人，乃为气郁之证，但当疏通气血，其热自除。予参苏饮加炮姜治愈数百人。

五饮

五饮为何？师曰：心饮者，小便来头昏晕，治以黄连。肝饮者胁下胀，咳则左胁痛，治以青皮、白芥子。肺饮者气高喘，面目浮，治以葶苈、丑牛。肾饮者小腹胀，溺无节制，宜利水和脾。脾饮者胃脘痛，肚腹胀，治以苓泻。

师曰：小腹胀在夜间阴分者，多属火，宜滋阴、固气、清热。小腹胀在白日阳分者，肾脉虚为肾不纳气，宜人参、贡术、益智仁、牡蛎、杜仲、甘杞之属。小腹胀脉来沉涩有力者，为阳结，其肾茎外必冷，药宜炭生地、丹皮滋阴清热。小腹胀与阳痿，脉来沉涩而无力者为阴结，其肾茎外必热，药宜壮阳散滞。

心跳

师曰：心跳之证不一，宜辨虚实寒热治之。气实心跳曰气格，药宜二陈汤加洋桂子、柏子仁、当归、红蔻子。支节或痛加苍耳子。气虚心跳必有痰，药宜二陈汤加二术，随寒热加减治之。血虚心跳：夜间口干，午后头昏，余以生地黄汤加枣仁、沙参、砂仁而愈。血瘀心跳：腹中或有块，少腹或有癥瘕，口时作干，脉必带芤，药宜滋阴消瘀。

师曰：凡阴证恶寒甚者，于热药中加凉剂必热。

衄血不药方

男子灯火烧两腋（即两胁窝），下灸涌泉穴。女子灯火烧两乳头下，下灸涌泉穴。

肝经风热头痛作胀方

黄连（酒炒）一钱、生枣仁三钱、当归五钱、川芎三钱、洋参三钱、浙术（土炒）二钱、广皮三钱、砂仁三钱、玄胡三钱，橘饼为引。

肺不纳气方

黄芪三钱、洋参三钱、焦术（土炒）二钱、当归（土炒）八钱、川芎五钱、炮姜二钱、广皮三钱、诃子肉三钱（生用）。此方补肺行气活血温胃。

气壅作胀方

乌梅肉三钱、西当归一两、明天冬三钱、浙枣皮一两、净枣仁一钱、大生地三钱、火麻仁一两五钱、蜜泡参五钱。此方敛水养金，不补气而自旺，治命门脉沉而歇指，气壅作胀。

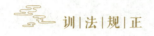

蚁虫蚀鼻潇药方

黑铅三钱、朱砂三钱、明雄二钱、川贝二钱用乌金纸挨面熏内，外服清热泻肺汤。又鼻尖上起小红子发痒，外用鸭脚板草捣敷，内服药如下方：防风、白芷、麦冬、荆芥、薄荷、桔梗，水煎服。

安胎养气方

焦淤术三钱、生枣仁三钱、炒杜仲五钱、西砂仁三钱、生泡参五钱、西当归一两五钱、老川芎五钱。

阴分有寒发夜热服药方

麻黄绒五钱、炒白芍八钱、鲜红花五钱、京赤芍一钱五分、广陈皮三钱、炒志肉三钱、白粉葛五钱、炒厚朴二钱、生米一撮。

作胀作泻方

诃子肉（面煨）三钱、西砂仁五钱、肉豆蔻（面煨）三钱、蜜升麻二钱、老川芎五钱、龙香附五钱、北五味炒一钱、当归身（土炒）八钱、大陕枣三枚。

精涩于下方

净归尾一两、川芎五钱、桂子五钱、红豆蔻三钱、砂仁四钱、陈皮三钱、炒黑姜三钱、紫朴三钱。

壮阳丹

甘枸杞一两、土茯苓三钱、杭巴戟五钱、红豆蔻三钱、紫豆蔻三钱五、上洋参三钱、蜜箭芪三钱、怀牛膝三钱、净归身三钱。

久崩不止方

当归、川芎、生地、白芍炒、鳖甲、良姜、粉丹、枣皮、荆芥炒黑，水煎服。

归芎芍炒与生地，鳖甲良姜用枣皮，荆芥炒黑，加粉丹，久崩不止妇人宜。

医案

一孀妇，周身掣痛，六脉沉而有力，诸医罔效，傅师以下方治之而愈。当归尾、鲜红花、桃仁、炒黑姜、吴茱萸炒、小茴香。待愈后以水银霜、黑铅、兔子血为丸断根。

师治一酒病，腹中疼痛作块，兼之阳旺至极，服辛香等药痛愈甚，遂以滋阴数剂而痊。

师治一孀妇，年五旬有余，脊骨常午后痛甚，游行无定，以阴八味用枣皮为君，加红蔻乃愈。

又治一妇人满月后，两额发红，小腹胀痛，夜间殊甚，口舌作干，左手三脉沉伏，亦以阴八味加萆薢而愈。此证阴分有火，故滋水而气收。

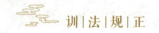

卷十
杂病效方及医案

头痛、牙痛、口腔肿痛

师治一人患头痛牙疼，两尺脉浮大而空，乃阴虚伏风。处方：当归、熟地、甘杞、附片、肉桂、条参、云苓、独活、北辛、淮夕，花椒引，遂愈。

牙痛方：石膏火煅八钱、防风二钱、丹皮三钱、生地五钱、青皮二钱、荆芥二钱、升麻八钱、甘草二钱。如四门牙痛，上属心加黄连麦冬，下属肾加知柏。左右二牙痛，上属胃加白芷、川芎，下属脾加白芍。左大牙痛，上属胆加羌活、胆草，下属肝加柴胡、栀子。右大牙痛，上属肺加黄芩、桔梗，下属大肠加枳壳、酒军。恶寒头痛者加羌活、白芷。若满口牙痛，属肾虚，服六味地黄汤加仙茅。寒痛加干姜、荜茇、细辛，热痛加石膏、火硝。风痛加皂角、僵虫。虫痛加川椒、明雄、松脂、蜂房。

牙根肿痛：牙根肿痛一证，须知上牙根属胃土，下牙根属脾土。若肿痛，乃脾胃有湿热者居多，治之当利湿清热。然亦有脾胃寒凝气滞者，当发散自愈。

口痛肿不闭：仪邑一妇，口痛肿不闭，痛不可忍，痛延月余，延师诊治，师以干姜、附片、甘草、净半夏姜水炒，服一剂痛缓，二剂加升麻速效，食饮如常，此方有精微之妙。

口唇肿痒：上口皮属胃土，下口皮属脾土，若上下口皮红肿瘙痒或生疮疔此系脾经有火，湿热郁结成毒。治当利湿热、祛痰，兼解火毒。利湿宜用石膏、土苓、茯苓、生大黄，祛痰宜用花粉、胆草、牛黄、贝母，如果疔疮已成，药宜重用方能见效。

口味异常

口酸——调肝饮：小柴胡汤治口酸，胆草青皮一同煎。再加归身与枳壳，水煎服之便可痊。

口臭——清气丸：清气丸中用枳壳。青皮石膏黄连合，玄香甘草蜜为丸，口臭服之得安乐。

口淡——苓术饮：四君子汤加芍药，淮山茨实枣三个，若逢口淡须用此，只服一剂即安乐。

口辣——清金饮：清金饮内有桔梗，石膏枳壳与黄芩，百部天冬桑皮引，口辣服此效如神。

口糜——效验汤：生地枝翘小木通，黄芩桔梗麦门冬，加入青陈玄明粉，口糜煎服有奇功。

口苦——龙胆泻肝汤。

口腻——平胃散。

口甜——清脾抑火汤：清脾抑火治口甜，青皮知母芩柏煎，引用灯心三十节，食远服之即能安。

口咸——滋肾丸：归地人参何首乌，杜仲龟胶金石斛，甘杞五味补骨脂，再加枣皮口咸服。

鼻病

鼻孔干焦红肿或发痒，此由肺热所致，因鼻为肺窍，治法当清热润燥，清热宜用黄芩、桑白皮、石膏、栀子、茯苓、银花、甘草等药，润燥宜用麦冬、

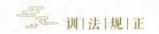

苡仁、玉竹、知母、全归、生白芍等药，多服自效。

若鼻中常出浊涕，源源不断者，名曰鼻渊，此脑中受寒，久而不散，见寒化为热，以致浊涕常流，治宜通窍清热，川芎茶调散主之。左手脉大者加当归、柴胡、辛夷、苍耳、龙脑、薄荷，右手脉大者加葶苈子、庄黄、火硝、甘草。

耳病

治耳聋方（言三立）：党参三钱、白术三钱、茯苓三钱、柴胡三钱、小木通三钱、黄芩一钱、栀子二枚、菖蒲一钱、志肉一钱、甘草一钱、生姜，外用菖蒲塞耳中，水煎服。

又方（言三立）：白术三钱、茯苓三钱、雄片一钱、柴胡三钱、青皮一钱、猪苓三钱、菖蒲一钱、前仁一钱、志肉一钱、木香一钱、甘草一钱，水煎服。

又方（恩普立）：当归一两、贝母三钱、白术三钱、知母三钱、黄柏二钱、志肉一钱，以上数味共研细每天兑开水下。

又方（恩普立）：黄柏醋炒一两、知母醋炒五钱、芥子三钱、茅术一钱、志肉一钱、建菖蒲一钱，以上药研细，每日米汤或开水送下均可。

小儿耳旋疮：形如刀裂状，色红，流黄水，宜穿粉散擦之即愈。轻粉隔纸炒研，元粉，黄丹各三钱水飞。

耳内流脓擦药方：白矾（三钱火煅研末）合冰片少许调匀，先用棉签搅去耳内脓水，再用粗麦草管将药注入耳底。

目病

《医学心悟》之蝉花无比散："通治远近目疾，赤肿胀痛，或目胞风粟痒痛，或翳膜遮睛，或睛眶赤烂，或攀睛胬肉，或瞳仁突出，或拳毛倒睫，小儿痘疹风眼，并皆治之，其应如响。蝉蜕去足三两、羌活一两、川芎、石决明（盐水煮一时）、防风、茯苓、赤芍各一两三钱、白蒺藜（麸炒去刺）八两、炙甘草、当归三两、苍术（米水浸，陈土炒）一两，共为细末。食后，米汤调服三钱。忌生冷、油面煎炒诸物。""蒺藜汤（治暴赤肿痛）：白蒺藜（麸炒去刺研）一钱五分、羌活七分、防风七分、炙甘草五分、荆芥一钱、赤芍一钱、葱白二段（连须用），水煎服，若伤煎炒炙煿之物加连翘、山楂、黄连，若伤酒加葛根。"

四顺清凉饮：当归、赤芍、甘草、大黄各二三钱，水煎服。

眼皮肿痛：上眼皮属脾，下眼皮属胃，若上下眼皮肿痛，或结核如豆如桐大，乃脾胃经痰湿相搏而成，治当利湿燥湿，破结，去痰为主。利湿如茯苓、泽泻、茵陈、地榆、猪苓等药，燥湿如苍术、净半夏（姜水炒）等药，祛痰当用砂仁、草蔻、荜澄茄、苏红等药，破结当用紫朴、槟榔、枳壳等药。

治天行赤眼方：当归、川芎、赤芍、薄荷、连翘、焦栀、云风、羌活、大黄、大力、甘草、生姜，灯心引。

眼病医案：一人右眼白睛忽起乌血包，不痛不肿，用后方治之而愈。

方一：白术三钱、厚朴一钱、前仁一钱、赤芍二钱、建曲三钱、谷芽三钱，水煎服。

方二：白术三钱、建曲三钱、谷芽三钱、青皮一钱、前仁一钱、陈皮一钱、楂肉三枚、赤芍二钱、香附子一钱，水煎服。

方三：党参三钱、当归三钱、赤芍三钱、前仁二钱、菊花三钱克、桂枝五分、甘草一钱。

益气聪明汤：黄芪三钱，人参一钱，白术二钱，炙甘草一钱，蔓荆子一钱，升麻六分，柴胡六分，陈皮六分，当归二钱，白芍二钱，大枣四枚。此方治气虚目不明，目忽不见气脱也。血脱者亦可服此方，血脱益气是也。

月经紫黑成块

汪昂《医方集解》云："凡妇人经病，先期为热。后期为寒为虚为瘀。"朱丹溪曰："经水阴血也，阴必从阳，故其色红。上应于月，其行有常，故名曰经。为气之配，因气而行。成块者气之凝，将行而痛者气之滞，行后作痛者，气血俱虚也，色淡者亦虚也，错经妄行气之乱，紫者气之热，黑者热之甚也。今人见紫黑成块作痛者，指为风冷乘之而用温热之剂，祸不旋踵矣。盖热则紫，甚则黑也。若曰风冷必须外得，即或有之，十不一二也。"《玉机微义》曰："寒则凝而不行，今既行而紫黑，故知非寒也。"

调经丸：当归四两、川芎二两、酒芍二两、丹参三两、吴萸一两、益母草三两、对月草二两、香附四两、元胡二两、乌药二两、广皮一两、龙须草二两、赤白鸡冠花四两，红糖为丸。

五带

夫带有五色而属五脏。色白而腥臭者，肺气虚也，右手脉必沉而滞。色赤而臭焦者，心热也，心为君主，受病必移于小肠，小肠为丙火，其色赤，左寸脉数，小腹必胀。色黄者脾热也。色青者肝风也。色黑而朽臭者肾虚寒也，两尺脉弱。大抵此证多由脾虚有湿。治带之法，以脾胃为主，脾胃之气强则能化五脏之气而归水道，不致为带也。以六君子汤主之，倘挟五色则加本脏药一二味足矣。若下白色加扁豆、苡仁、淮山，若兼红色加当归、丹参，黄色加石斛、荷叶、陈仓米，若兼黑色加杜仲、续断，若脉数有热加炒黄柏、莲米，若脉迟厥冷加黑姜、大枣。其或寒或热随证而施，与男子之白浊无异。

乳痛

凡妇人乳痛，不早治则成痈。初起肿痛，乳中无核者，用瓜蒌壳一个，焙干为末，兑甜酒服即愈，中有核者，并用瓜蒌仁去油。初起外不肿而内有核者，或肿痛乳汁不通者，用虾米一两煮汤服，不入盐，但用酱调味服之即安。

若乳痛将成未溃脓者用下方治之。

方一：党参、当归、川芎、白芷、防风、牛蒡子、连翘、柴胡、桔梗、地丁草、瓜蒌仁、甘草、甲珠。或不愈以上方加桃仁、赤芍、郁金、香附、通花根散之攻之，可使重者轻，轻者散之而愈。

若痛势已成，有脓者，切不可开刀，但看乳上皮色有一处光亮，或红或紫黑，即是疮口。用蚕茧一个，烧焦为末粘白膏药上，审定疮口贴之，经一昼夜，即口穿脓出，切忌用膏丹拔脓，但以蓖麻仁去壳，捣敷疮口，外贴白膏药。痛势已成有脓者，如不能用前法治理，亦可以下方攻之使溃：

方二：柴胡、白芷、半夏、蒌仁、防风、桔梗、归尾、赤芍、地丁、甲珠、花粉。

攻之不消即溃：溃后忌用膏丹拔脓，以免药毒与疮毒合并，经久难愈。但以蓖麻仁去壳捣敷疮口，内服第一方去甲珠。若火重者加粉葛、石膏、黄芩，热退即止，不可过用凉药，以凝其毒。或服第二方去甲珠，加党参，当归托之即愈。

妇女乳收证救急药方：以当归、川芎二味研面熏鼻即愈。倘不急治，一二时辰即死。当察脉之寒热。有寒者四逆汤加雄黄，热者调胃承气汤治之。

妇人遗尿

妇人遗尿不知时，胎前产后多有之，以白薇、白芍、二味共研，酒送下。

遗尿案：一老妪遗尿，服六味地黄汤加芒硝三钱愈。

催生

全归一两、川芎五钱、龟板（火炮）五钱、人发（即平日梳下之发）烧灰兑药服。

产后

产后除瘀血方：当归一两、川芎五钱、丹参七钱、红花一钱、桃仁十粒、牛膝二钱、益母草二钱、水糖一两、甜酒一杯、童便一盅，三服之后，减去桃仁、红花。

产后发热腹痛：当归三钱、党参三钱、川芎三钱、酒芍三钱、丹参三钱、桃仁十粒、白芷二钱、香附酒炒三钱、桔梗三钱、神曲三钱、杏仁五枚、甘草一钱，桑（苏）叶引。

产后发热腹痛不止，此人虚之故。凡产后大热忌用表药，其故乃阴虚而阳无所附，用补血药稍加黑姜，其热自退。

产后血虚发热：妇人产后发热不一端，须详辨之，妇人产后气血俱虚，切忌发汗，若误汗之，则筋惕肉瞤，或昏迷不醒，或撯搦不定，或大便闭塞，其害非轻。产后血虚发热，兼有自汗、头晕、耳鸣、心悸等症，宜甘温养血，用四物汤加柴胡、干姜、人参主之。如恶露不尽者益母丸、黑神散兼用之。

黑神散：熟地、当归、芍药、肉桂、炮姜、黑豆、蒲黄、甘草。

益母丸：益母草研末，炼蜜为丸。

产后血虚有热：妇人坐月，多有发热者，如其人饮食起居如常，惟头痛身痛，口苦咽干，发热出汗，此为血虚有热。时医不知，因见头痛身痛之症，误指为寒，妄发其表，而致阴气愈伤，发热愈盛。因热不退，以为虚，继用温补加辛燥之品，致津液枯竭而死。不知产后少寒证。血虚有热者法当养血清热，不可补气，补气则热愈炽。虚热者主以当归补血汤，血热者主以生地四物汤加柴胡、荆芥治之，若腹痛加生化汤（川芎、当归、桃仁、炮姜、益母草）。方书但言血虚发热，未言血虚有热，故辨之。

产后风寒辨：妇人产后血虚，血虚者易生风，风性属阳，若产后有口渴舌燥者，或经络抽掣如惊风状者，或痰涌气粗汗出淋漓者，或身痛而痛处不定者，此皆风象，不可误认为寒，妄用辛热药。如遇此证当于补血药中兼用柴胡、粉葛、花粉、升麻、胆星、薄荷、云风、桔梗等辛凉去风去痰之药以治之，或用竹叶汤以解之散之（竹叶汤：竹叶、粉葛、防风、桔梗、桂枝、人参、大枣、生姜、甘草）。

如果是产后寒证，必然外显寒象，如发热无汗、恶寒喜覆衣被、身痛拘急，或小腹冷痛，或肢冷、口瞤，苔白滑，脉沉迟伏紧。如遇此证可用下方治之：荆芥穗（重用）、当归、川芎、秦艽、生姜、煨姜；或五积散主之。

治气痛方：官桂、木香、槟榔、良姜、生芍、台乌、枳壳、大黄、砂仁、栀子、煨姜。

又方：蔻仁、降香、官桂、澄茄、桂子、麻仁、芜荑、青皮、枳壳、良姜、台乌、石蟹、甘草，煨姜引。得此证者如无寒可去良姜。

产后心腹剧痛案：一产妇心腹剧痛，诸医有谓气血两虚者，有谓月后兼寒气滞者，服药罔效，延杨师调治，诊其六脉皆涩，惟脾脉独紧甚，按至骨有力，胸前满实坚挺，手不可近。杨师曰，非虚非寒非气，乃月内瘀血未尽耳，遂下方治之，病如手拈。

第一方：桂子、广香、皂角子火炮，发灰为末，酒送下。二方以除邪荡阴汤加元胡，丑牛末酒送下。继服水药：川芎、香附（酒炒）、元胡（酒炒）、灵脂（醋炒）、没药（去油）、黑姜、桂子、枳实、紫朴、淮膝酒炒，其后咽喉作干，去黑姜加栀子六曲而愈。

产后跌扑瘀血攻心昏（闷）死案：傅师治一产妇跌扑瘀血攻心，人事不知，昏闷死，用乳香、蒲黄酒炒水煎服（或甜酒送下）即醒。方有玄妙之理，经验数人。

妇人杂证

妇女停经小腹胀痛案：师治一妇，五月经未行，小腹胀满，痛冲心腹，口呕而干苦，诊其脉洪而滑，肺脉数实，遂以加味逍遥散加木瓜而痛止，当归、木瓜、白芍、泡参、云苓、紫首、栀子、粉丹、薄荷、甘草，煨姜引。后以归芍地黄汤全愈。

按：此证小腹胀满，肝气实也。冲心作痛，木乘土也，呕而口干苦，肝胆有火也，因肺被火伤故脉数实，不能生水以平肝，而诸症因以蜂起。

治妇女赤白带下案：师治一妇赤白带下，淋漓无休，四肢作痛，不能饮食，诊其六脉浮缓而涩，此是风湿相搏之候，遂以四物汤去熟地加甘杞、黑姜、泡参、云苓、桂枝、乌药、白蔻，服三剂而带下顿止，四肢不痛，饮食如常。后以八珍汤加枣皮，续断而愈。

阴痒：此证初起，额上发痒。其肝肾二脉，或数或浮，宜内服龙胆泻肝汤加全虫，薄荷。或服丹栀逍遥散，外用熏洗药。

又方：有谓此证系胃虚积郁所致，治法宜用四物汤加菖蒲、胆草、黄连、木通。

秦艽汤：秦艽三钱、菖蒲二钱、当归五钱、加葱白水煎服。

阴蚀：阴内生虫外生疙瘩名为阴蚀，由胃虚积热所致，轻则痒甚则痛，宜四物汤加菖蒲、胆草、黄连、木通，若脓水淋漓多由湿热所化，宜龙胆泻肝汤，外用杏仁研合雄黄末同鸡肝纳阴中以治其虫。又蛇退散治阴痒阴疮，先以荆芥、蛇床子汤熏洗，再以蛇蜕一条烧炭成性，枯矾、黄丹、萹蓄、藁本各一两、硫黄、荆芥、床子各五钱为末，香油调搽。湿则干搽。又椒萸汤治阴痒，花椒、吴萸、床子各一两、黎芦五钱、陈茶一撮、炒盐二两，熬水乘热熏洗。又臭椿皮、荆芥、藿香煎汤洗。又方：床子、白矾热水洗。

溻痒汤：苦参三钱、狼毒三钱、当归三钱、威灵三钱、鹤虱三钱熬水洗。

银杏散：轻粉一钱、雄黄一钱、水银一钱、银杏一钱、铅为丸，阴户生虫丝线包丸塞阴中。

芦荟丸：芦荟、青皮、黄连、胡黄连、雷丸、芜荑、鹤虱、木香、麝香。

不孕：妇人不孕有源于阴冷者，由风寒客于子脏，血凝气滞，难以受妊，宜服地黄丸加桂附。有源于真阴不足，阳盛而内热，故营血不足，宜以白薇为君，而佐以归、地、芍、杜仲、苁蓉，常服必妊也。

保阴煎：生地、熟地、山药、芍药、黄芩、黄柏、续断、甘草。

阴户肿痛溃烂：妇女阴户肿痛，内外复溃烂者。淋沥而甚痛胀者，大分清饮或抽薪饮。

大分清饮：猪苓、茯苓、泽泻、木通、栀子、枳壳、前仁。

抽薪饮：黄芩、黄柏、泽泻、木通、栀子、枳壳、石斛、甘草。

蓐痨：妇人产后未满月而与男子交合，久后发热潮热，自汗盗汗，胸满、咳嗽痰塞，小腹胀痛，饮食不荣肌肤，此为蓐痨，俗名月家痨，甚则神昏体倦，食不知味，甚则气机受困，血色枯槁，形销骨立，若不善治，变病百出，缠绵岁月一二年间神脱气尽而死。男子房劳过度脱阳，女子月奸脱阴。精入子宫变成瘕，如不下之，虽补无益，当先去瘕，以下方攻之。

水蛭七条以麻油炙泡、斑蝥七个去翅足麻油炙泡、归尾（火炮）三钱、滑石二钱、丑牛三钱、芒硝一钱、尾尖山（火炮）一钱，将上药共研为末，另用红白牛膝各二钱、桃仁七粒，水煎兑前药空腹服，久服腹不胀乃止。

若虚不任攻宜用下导法：大黄一两、当归五钱、北辛二钱、山茱萸二钱、戎盐三钱、皂刺一两，油为丸，绵裹纳阴户内三寸许，瘕下忌百日房事。如不下再用乳香、没药、血竭、儿茶、巴豆去油、斑蝥、葱头，饭为丸，仍用绵裹塞入户内，一炷香久当下。

继服：当归三钱、熟地三钱、洋参二钱、三棱二钱、文术二钱、阿胶三钱、黄芪、白术、白芍、续断、甘杞、支园各二钱、甘草一钱。

再服济阴煎：熟地一两、淮山、甘杞、或菟丝、黄芪各五钱、当归、龟板、枣皮、茯苓各三钱、甘草一钱。

后服养阴煎：熟地八钱、玉竹五钱，当归、附块、玉桂、鹿胶、茯苓各三钱，甘杞五钱、桑根白皮二钱、牛膝二钱。

妇女经血逆行，若去血多则热随血去，法宜补，若去血少，热尚未减，虽虚仍当清热为主。

淋证

淋者小便频数，淋沥刺痛是也。《诸病源候论》云："诸淋者，由肾虚而膀胱热故也……肾虚则小便数，膀胱热则水下涩，数而且涩，则淋沥不宣，故谓之为淋。"淋证有膏石劳气血等种。

膏淋：有湿热下注而致者，此为里热实证。湿热下注膀胱，气化失常，水道不利，清浊不分，故小便热涩疼痛而浑浊如膏脂。治当清热利湿，分清泌浊，以萆薢分清饮，或八正散加减治之。如因肾阳亏虚而致者，则为虚证。阴虚生内热，影响膀胱气化而成膏淋，但尿痛较轻。治当滋阴清热，利尿通淋，以知柏地黄汤加龟板、女贞子、旱莲草治之，如低热颧红，手足心热加青蒿、鳖甲。

石淋：为里热实证。湿热下注，久之，尿液煎熬成石，小便艰涩刺痛挟有砂石，治当清热利湿，通淋排石，以下方治之，八正散、二神散、三金汤。

劳淋：劳倦而成，此为虚证。劳累过度伤脾，房劳不节伤肾，脾肾两虚。脾虚则中气下陷，肾虚则下元不固，因而小便频数淋沥，尿末有白色黏液，时作时止，遇劳更甚，治当补益脾肾。以下诸方，随证加减选用：内伤劳脾，用补中益气汤合五苓散，劳肾阳虚用金匮肾气汤，阴虚用知柏地黄汤，思虑劳心用清心莲子饮：莲子、地骨皮、黄芪、黄芩、前仁、麦冬、甘草、人参、茯苓。脾肾两虚用脾肾双补丸合无比山药丸加减，党参、黄芪、白术、茯苓、熟地、淮山、萆薢、川断、益智仁、菟丝子、桑寄生。

血淋：因心火炽盛或下焦湿热而致者，均为里热实证。如心火炽盛，移热于小肠，灼伤脉络，而成血淋者，小便热涩，尿痛较轻，常兼有心烦不寐、口舌生疮等症，治当清心泻火，凉血止血，以小蓟饮子或导赤散合泻心汤主之。如湿热下注膀胱，血热妄行而成血淋者，小便热涩疼痛，治当清热利湿，凉血止血，以小蓟饮子或五淋散主之。若因下焦血瘀而致血淋者，此亦属实证。如因伤致瘀或气滞血瘀，气虚血瘀，寒凝血瘀，以致少腹瘀血内结，血不循经而成血淋，小便涩痛，尿道无灼热感，伴有少腹胀痛、口唇紫暗等症。治当活血化瘀，通利水道，以少腹逐瘀汤加木通、金钱草之类治之，或用下方治之：当归、茯苓、沉香、赤芍、桃仁、红花、滑石、大黄、蒲黄、牛膝、王不留行。若睾丸胀痛者加乌药、玄胡、荔枝核。

淋证实多虚少。实证尿痛明显，会阴部坠胀疼痛，虚证尿痛较轻。淋证不可妄补。

萆薢分清饮（程氏）：萆薢、白术、茯苓、前仁、黄柏、丹参、莲子心、石菖蒲。

二神散：木通、滑石、前仁、麦冬、海金沙。

三神汤：金钱草、海金沙、鸡内金、冬葵子、石韦、瞿麦。

沉香散：沉香、当归、白芍、陈皮、冬葵子、石韦、滑石、王不留行、甘草。

导赤散：生地、栀子、黄柏、木通、知母、灯心草、甘草。

泻心汤：黄连、黄芩、大黄、连翘、赤芍、前仁、荆芥、薄荷、菊花。

萆薢饮：萆薢、茯苓、前仁、黄柏、莲子心、石菖蒲、石韦、灯心草、文蛤粉。

治热淋验方：因湿热下注而致者，萹蓄、瞿麦、前仁、木通、黄柏、石韦、红花、蒲公英、牛膝。

尿浊

尿浊：尿液浑浊不清，或尿前排出浊物似脓，但尿时不觉疼痛。其致病之因，有由于湿热下注者，有由于肾虚或脾虚者。

尿浊因于湿热者，湿热注于下焦，膀胱气化失司，清浊不分，故小便浑浊如米泔，或夹有滑腻之物，治当清利湿热，分清泌浊。以程氏萆薢分清饮加减治之：萆薢、石韦、赤苓、竹叶、木通、黄柏、苡仁、滑石、泽泻、甘草梢。如湿热伤阴而见颧红盗汗，虚烦不寐者加知母、生地、麦冬等。湿热盛而见头晕目赤，口苦舌红者，加龙胆草、栀子等。

尿浊因于脾虚气陷者，如勉力劳累，思虑过度，饮食不节，损伤脾阳，脾虚气陷，约束无力，精微下流而尿浊，或初尿不浑，尿液沉淀后则如积粉，劳累加剧。脾虚气陷，则体倦神疲，纳呆便溏，少腹坠胀，尿有余沥。治当补中益气，以保元汤合补中益气汤加减治之：党参、黄芪、白术、茯苓、升麻、淮山、芡实、益智仁、炙甘草。或保元汤加芡实、升麻。尿浊因于肾虚者，如肾阴虚，法当滋阴补肾，方用六味地黄汤加龟板、五味子、阿胶等。

尿浊虚实皆有。实证因于湿热，病在膀胱，尿浊而浓，或有尿频尿痛，虚证病在脾肾，尿浊不浓，少有尿痛。如浊有赤色，此浊液流多不及变化故也，又或心火盛，亦见赤色，于方中加莲子心、灯心草、丹参等则愈也。

保元汤：保元汤补真元气，脾胃虚弱服更宜，人参白术炙甘草，当归姜枣共黄芪。

右归丸：熟地、山药、枣皮、枸杞、杜仲、菟丝、肉桂、附子、当归、鹿角胶。

癃闭

小便点滴短少为癃，小便闭塞为闭。小便点滴而难通则曰癃闭。《景岳全书》曰："水道不通则上侵脾胃而为胀，外侵肌肉而为肿，泛及中焦则为呕，再攻上焦则为喘，数日不通则奔迫难堪，必致危殆。"

因于上焦者，小便热赤不通，咽干烦渴，或咳嗽气促，此当清肺利水，以清肺饮加减治之：黄芩、沙参、栀子、茯苓、木通、车前子、桑白皮。口干咽燥，干咳少痰者加麦冬、芦茅根等，心火甚心烦，舌尖红赤者加黄连、竹叶、灯心草等。

因于中焦者，如劳倦、饮食或久病伤脾而致脾虚，清气不升，浊阴不降，小便因而不利，小腹坠胀，食欲不振，此当补中益气，以补中益气汤加减治之。又如七情内伤，肝气郁结，胁腹胀满，此当疏肝理气，以柴胡疏肝饮加减治之。柴胡、郁金、青皮、香附、乌药、小茴香、川楝子、车前子、甘草梢、沉香粉（兑服）、琥珀（兑服）。如口干易怒者加丹皮、栀子。

因于下焦者，如湿热蕴积膀胱，或肾移热于膀胱，小便点滴而赤热，小腹胀满，口苦口黏，渴不欲饮，此当清热利尿，以八正散和滋肾丸加减治之。萹蓄、瞿麦、木通、前仁、栀子、滑石、知母、黄柏、肉桂。

热伤肾阳，口干舌红少津者加生地麦冬等。热伤肠腑，大便秘结者加大黄。

精血亏虚，神萎体弱，腰酸背痛者加红参、角片、仙茅、苁蓉、沉香等，低热心烦，唇干口渴，舌红少津者去附子加生地、麦冬、白茅根等。

又如瘀血败精或肿块阻塞尿路，膀胱水道不利而成癃闭，小腹胀痛，尿中有块粒排出，此当行瘀散结，清利水道以代抵当汤加减治之，红花、桃仁、大黄、牛膝、虎杖、滑石、通草、沉香。

若石淋阻塞尿路加金钱草、海金沙、风化硝等。若尿血另吞服参三七、琥珀粉。如四苓散加山栀、黄芩。若大便亦闭加大黄、元明粉。

丹溪曰：便秘分隔二隔三之治。肺不燥但膀胱热，宜泻膀胱，此正治也，如肺热不能生水，则清肺，此隔二之治，如脾湿不运而津不上升，则燥胃健脾，此隔三之治也。

阴汗

阴汗乃阴部及其周围出汗，多而有臭味之病证。其病因多在肾。肾荣于阴器，如肾气虚、肾阳衰弱，肾阴则偏胜，汗为阴液，阳不敛阴，不能制津液，故阴部汗湿。或伴有夜尿频、滑精、阳举而不坚、腰酸、身寒怕冷等症。治当扶正温阳，以下方治之。

安肾丸：安肾丸有六巴补，川楝茴香续断茯，桃仁杏仁和山药，肾阳衰弱阴汗服。

人参建中汤：人参建中汤，桂枝参饴糖，甘草和赤芍，阳虚阴汗康。

若肝经湿热循肝脉下注阴部而致阴汗者，症见阴汗臭、阴冷、阳痿、小便赤、恶寒而喜热，膝亦冷。治当疏泄，清利湿热，以下诸方可选用：

清震汤：清震汤用羌防升，苍芩柏藁麻黄根，柴泽猪归红花草，肝经湿热阴汗宁。

固真汤：阴汗可用固真汤，黄柏知母升麻羌，柴泽胆草炙甘草，肝经湿热

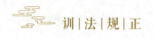

服之良。

柴胡胜湿汤：肝经湿热阴冷汗，柴胡胜湿羌茯泽，归升防己麻黄根，红花甘味龙胆柏。

缩阴证

缩阴证属厥阴有寒热二证，寒证多，热证少，当诊脉辨之，寒证左肝脉弦紧，热证右寸关洪数。方书言拘挛属寒是言筋因寒而缩也，未知筋见火而亦缩乎？寒缩有因寒邪直中厥阴而致者，有因肾阳衰微而致者，有因病后劳伤而致者，热缩者，则为热郁厥阴而致。寒则常痛不休，热则时痛时止。

因寒邪直中厥阴而阴缩者，如其人素体阳虚，外感寒邪，直中厥阴，足厥阴肝主筋，其脉过阴器，抵少腹，厥阴受寒，寒滞筋脉，故少腹拘急疼痛，阴器内缩，起病突然，并见畏寒肢冷，手足厥逆，舌淡苔白脉弦紧。治当温经逐寒，行气止痛，可用下方治之：寒滞肝脉缩阴痛，肉桂台片茴沉香，川楝橘核枸杞子，当归吴萸附干姜。

因肾阳衰微而阴缩者，如其人肾阳不足，命门火衰，阴寒内盛，寒凝少阴，经脉拘挛，而为阴缩，阴束皱缩，阴茎抽痛，少腹久痛发冷，腰膝冷痛，跟痛胫酸，尿频或淋漓不禁，舌胖苔薄白脉沉细，治当温补肾阳，可用下方治之：肾阳衰微阴皱缩，桂附枣皮淮山药，杜仲鹿胶枸菟丝，台片小香熟地合。

因病后劳伤而阴缩者，如其人久病初愈，正气未复，恣情纵欲，房室不节，肾气亏耗，气虚阳微，宗筋失养，则少腹里急冷痛，阴中拘挛茎缩，身体困倦，头晕目眩，少气懒言，腰冷膝软，舌淡苔少，脉沉细弱，治当温阳补气，可用下方治之：病后劳伤致缩阴，菟丝锁阳同茯苓，黄芪附子参白术，干姜良姜枣皮行。

上述三证均为寒缩，总以温阳补虚为治疗大法，切忌寒凉之剂。

热缩者则为热郁厥阴而致。如其人素体阳盛，邪犯厥阴，郁久化热，热邪内灼，则津液枯，不能荣于筋，故少腹拘急，胀痛剧烈，阴茎内缩，四肢厥冷，心烦口苦，小便赤涩热痛，舌红苔黄脉细数，治当清热泻火，舒肝缓急，可用下方治之：热郁厥阴阴痛缩，柴胡枳实白芍药，大黄石膏与知母，泽泻甘草同厚朴。

缩阴一证，无论寒缩热缩均属危证，治疗不可延误，若不能及时就医，可采用如下应急措施：寒缩者在病人小腹铺布一层，用韭菜头冲烂摊在布上，再用搪瓷盅钵盛极热开水在韭菜头上熨之，阴即复出，又方用食盐炒极热，用布包好，搭患者小腹上，其痛即止。又方用干雄鸡粪以白酒煨极热兑服可愈，又方韭菜、吴萸、茴香根熬甜酒服可愈。热缩者取水中青苔搭小腹上，复取井底泥亦搭小腹上，另以打碗根、灯心草煎水冷服，痛即止。

阴茎病

玉茎疮：青黛扫粉元粉共为末搽，内服龙胆泻肝汤。

玉茎疮乃肝经湿热所生，或交媾不洁，中妇女阴毒，初起疮如粟大，痒痛流水，最忌膏丹，误用则溃烂，有将玉茎烂断者，且有烂尽者，皆误用丹药之故。此证初起内服龙胆泻肝汤，外用苦参、胆草、薄荷、苦蒿熬水洗，以铅粉、石膏、青黛干搽则愈。若小便时溺窍中痒者，加全虫于泻肝汤内服之，忌煎炒鸡鱼酒则易愈。此证若从一边烂者，搽药内加狗骨二分烧灰，若从周围烂者加鳖头二分烧灰，鳖甲亦可。

肾束风：肾束风因肝经湿热而致者，阴束瘙痒，搔破流黄水，夜间更甚，治当清肝利湿止痒，以龙胆泻肝汤加苍术苦参治之。

因肾虚受风而致者，阴束瘙痒，湿潮发凉，四肢不温，治当补肾祛风止痒，以肾风汤治之：苍术、茴香、仙茅、益智仁、苦参、甘草、吴萸、茯苓、补骨脂、蛇床子、透骨草。

因外感风热而致者，阴束干燥，痒极甚者起疙瘩，搔破流少量黄水，皮肤热痛，治当疏风清热止痒，以消风散加减治之：羌活、防风、菊花、白蒺藜、僵蚕、苦参、连翘、牛蒡子、生地、当归、蝉衣、藿香。

外用药：

1.蛇床子汤熏洗：威灵仙、蛇床子、当归尾、缩砂壳、土大黄、苦参各一两，老葱头七枚，熬水，倾入盆内，先熏候温浸洗。

2.苦参二两，花椒八钱熬水洗，每日一次。

3.滑石、青黛、青盐、甘石、扫粉、枯矾共研末，先用苦蒿熬水洗去壳，再干搽。

又服药方：羌活、白芷、柴胡、防风、苍术、胆草、黄芩、赤芍、蒺藜、猪苓、滑石、木通、地肤子、土苓。

麻脚证

俗名麻脚证者，痧证也，初起心慌欲呕，腹痛欲泻，即用河字钱刮胸前及腹，约一指宽。皮色紫红者轻，紫黑者重，以针刺出紫黑血，用冷水洗净再刺，以紫黑色变淡红为度。若初起便脚麻者，即刮脚委中穴。现紫黑色，刺如前法。两手麻者，即刮两手弯，刺洗如前法，背麻者，即刮夹脊两傍，治如前法。凡刺手足，男先左，女先右。

麻脚服方：苍术三钱，藿香四钱，羌活三钱，白芷两钱，防风两钱，管仲三钱，枯矾一钱，薄桂一钱，干姜一钱，明雄五分，甘草一钱，滑石三钱，黄荆子三钱共为末，每日用阴阳水兑服一钱。

疝证

《内经》云任脉内结七疝，总不外乎肝脾二经血凝气滞，但有寒热之分，寒疝多，热疝少，有虚有实。诊其脉象左大右小者寒也，右大左小者热也。左

110

偏坠者虚证，主以吴茱萸汤加桂枝、杭戟、当归、柴胡，实者用橘核丸，肝脉实者加赤芍、韭菜。右偏坠者主以五苓散加升麻，痛加桃仁，实者更加桃仁承气汤，先攻而后补，或以补中益气汤升之。大抵左多寒凝，血气不舒，右多湿热。小儿数月或周岁而有此证者，外因乃月中尿湿郁热，内因啼哭伤肝，仍以左右分治之。若左右俱坠者则肝脾两伤宜补中带消。

中恶

中恶之证，忽然卒倒，口不能言，四肢不动，此其候也。四时男女老幼皆有之，总由于正气虚，邪气因而乘之。有中阳明胃、心胞络之分。中阳明者，牙关紧、气闭、口鼻无息，目反睛昏，面及爪甲皆青黑，状似死人，但六脉不绝，惟脉象大小缓急不一，法当针贲门穴。中胞络者，目定口闭，面色如常，鼻息不绝，四肢不动，治法宜通关窍，以韭菜三物汤治之。韭菜、生姜、葱头共捣以稀布滤取汁，以小竹管插鼻中，灌汁入喉，一嚏而愈。（贲门穴，系阳明胃经鸠尾骨下骨尽处）。

又中恶一证，欲吐不吐，腹胀气下坠，欲便不便，腹中胃脘，痛不甚痛，言语恍惚错乱，与干霍乱、绞肠痧二证相似，而实不同，盖二证言语明白，腹痛甚，此证言语恍惚，乃恶气扰乱所致，总由中气不足，邪气乘之，法当大扶正气，兼除邪气，用后方速愈。

党参一两、柴胡八钱、木香五钱、生姜一两、韭菜一把，凡遇中恶之证，市远难觅医药，但得韭菜一味多用亦可救愈。

中恶针法：凡见中恶，以大针向贲门鸠尾下骨尽处刺之，针刺浅深，以患者目动为度，不动再深入，目动乃止。但摇其针，觉患者目随针转动，转动几次人起而愈。此法又能针痧证，但宜添针委中、尺泽及项上人迎穴等处。

腹病呕泻

腹痛初起，察脉之寒热，如医者寒热不清，妄为施治，则危也，此证痛发一二

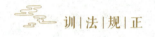

时辰不止则凶。热者呕，不泻，四逆散加庄黄、藿香，寒者腹痛不呕泻，小柴胡汤加藿香。寒热证用阴阳水服后，察脉与舌色再辨之，然后施治则药到病除。

各杂证验方、医案

暴卒、中风、中暑急救方：生姜汁、韭菜汁、热童便共灌之可愈。

两手大指拇肿痛案：两手大拇指肿痛，脉细数，服后方愈。苍术一钱、黄柏二钱、知母三钱、白芷一钱、共研细兑滚汤服。

四肢疼痛无力案：四肢疼痛无力，骨蒸劳热，两手脉浮候沉候俱细微，此系寒湿伤脾，服后方愈。苍术三钱、黄柏三钱、苡仁三钱、知母四钱、党参四钱、秦艽一钱、桂枝一钱。外加桑枝、槐枝、柳枝。

小腹鞭硬内如有物，瘕疝冷气并疝等证：茴香、巴戟、川乌、川楝、全归、吴茱萸。

酒病方：嗜酒者，大醉侧卧，则热毒偏坠腰膏内，攻伐不出，日痛难忍（现代医学之肾结石）。法以绿升麻熬汁一盏，又以巴豆煎汁一盏，二者齐备，先服绿升麻，候痰起时再服巴豆，此乃一升一泻之法也。

解酒方：粉葛四钱、扁豆三钱、白蔻一钱、红蔻三钱、陈皮一钱水煎服。外用冷水沃头及胸前，不数刻即醒。

治蛾子方：治蛾子溃脓不穿用阳尘、大碱研匀为丸，入口中含化咽津即破。

又方：用对茎草捣汁对淘米水含咽亦可。

又方：用土红白、牛膝二味捣烂，用淘米水泡之，顷间即将此水入口中含之，务使所含之水偏坠于患处，于是口必出涎则吐之，再含再吐，务使涎尽为度。

治肠风方：干马齿苋、绿豆、皂角刺共纳入猪大肠内煮服。

治母猪风：治母猪风以大酢曲半斤，炒糊存性，滚水送下，兼服六君子汤或寒或热照脉加添。

治漆疮方：升麻、石膏、连翘、牛蒡子、人中黄（用贫家人儿粪）、黄连、知母、黑参。

又洗药方：杉木、紫苏、蝉十个，共熬水洗。

又搽药方：铅粉一两研末、轻粉三钱、石膏二钱，韭菜汁调搽，忌热浴。

又方：大黄磨水调涂甚效。

又方：芒硝泡汁搽二三次亦可愈。

天蛇头疮：此疮生在手第二指头，初起之时，即用猪苦胆一个包在指头，可不服药，若不早治，一旦成疮，不独疼痛难当，且有将指头烂断者，故治宜早也。以后方治之。雄黄、轻粉五分、蟾蜍、冰片研调水敷指上。

又方：雄黄、牡蛎共研调蜜水涂之。

又方：用蜈蚣一条焙干研末和猪胆汁调搽。

治撑用方：衔骨风、走马嘶（即白及）、蓖麻子、五爪龙、一枝箭、吼天、螺蛳冲水石上者、麻角根、共研细对杂酒糟炒热敷之，如焦痛加水螺蛳。

又方：蒌壳、芥子、栀子、半夏、粉葛、花粉、白芷、胆草、薄荷、夏枯草水煎服。外用芭蕉树兜、瓜蒌藤共捣烂敷之。

治夹脚风俗名螺丝骨痛：精谷草，陈酒谷草，老茅草根共烧灰，另用生姜汁搽肉痛处，以烧酒浸谷草灰敷在痛处，再用金表纸贴灰上。如痛处已穿，用金鸡尾、滑兜草、血藤根、地胡椒、嫩苦蒿、铁心草、鸡爪根、五爪龙、水苋菜、一枝箭、刘寄奴，以上数味用人口嚼烂敷之，如敷药干后用自己口水搽湿。内服：泡参、桂枝、良姜、云苓、枳实、蔻仁、砂仁、香附子。

治干疮脓泡方：洗药方：床子一两、陈艾五两、癫客包草四两、菖蒲五两、薄荷二两、车前草共煎汤洗。

洗方二：床子、扁竹、车前草共煎汤乘热洗之，如水冷洗则难效，此方用洗坐板疮。

搽药方一：大枫子、木鳖子、床子、黄柏、吴萸、老君须、白芷、细辛、明矾、硫黄、水银、花椒、胆矾、石膏共研细调麻油搽，如已成脓泡则加陀僧二分、铅粉二分、对桐油搽。

搽药方二：白芷尖、明雄、吴萸、皮硝、黄丹、硫黄、扫粉、皂矾、花椒、胡椒、老君须、北辛共研细调麻油搽。

搽药方三：苍术、白芷、羌活、黄芩、黄连、黄柏、庄黄、硫磺、床子、地肤子、枫子、木鳖子、北辛、苦参、芥穗、薄荷、花椒、甘草、信土煅、枯矾、石膏共研细麻油调搽。

搽药方四：石膏、滑石、甘石、甘草研细干搽此方用于干疮结毒。

搽药方五：白芷、黄连、北辛、床子、大枫子、花椒以上药先研细筛去渣再入枯矾、雄黄、老朱、扫粉、水银、硫黄同研细调麻油搽。

搽药方六：山慈菇合雄黄磨酒醋搽小儿黄水疮，一切黄水疮均能治之。

服药方一：苍术、白芷、羌活、蒺藜、地肤子、芥穗、生地、黄柏、茯苓、猪苦胆、泽泻、胆草、前仁。

方二：苍术、白芷、柴胡、牛子、床子、土苓、连翘各三分，羌活、防风各二分，荆芥、麻茸、胆草、甘草各一分，全虫三个，浮萍引。

方三：党参、栀子、花粉、滑石各三分，石膏、知母、连翘、蝉蜕、独活、小木通各二分，薄荷、荆芥、甘草各一分，生米一撮。

方四：防风、当归、白芍、蒺藜、沙参各三分，苍术二分，荆芥、独活、床子、甘草各一分、蝉蜕八个，地肤子引。此方亦可治坐板疮。

方五：土苓、白芷、北辛、君须、银花、吴萸、槟榔、花椒、折耳根、甘草炖肉吃。

胸前疮毒兼中气虚弱：党参、白术、杏仁十枚、麻黄一分、鳖甲五分、甲珠三片水煎服。外敷蓖麻子。

治疮毒久烂不愈：炉甘石、冰片、轻粉、铅粉、石龙骨、石脂合淡猪油研细，以油纸摊膏贴之即愈。

又方：年久烂脚疮，用黄牛蹄壳火煅兑桐油搽。

治臁疮方：以四君子汤加秦艽为主，左脚杆加桂枝，右加附子。外敷法，左脚杆用党参、黄芪、当归，右脚杆用党参、黄芪。痒兹者加扫粉合淡猪油共捣，敷疮上以布包之。若误用膏丹，其色黑暗加蓖麻子油搽之可收功。

又方：左脚杆臁疮四君子汤加当归秦艽、玉竹，右脚杆用防风通圣散。

敷药方：银花、党参、炉甘石、扫粉、麻苕。

外科禁膏法：太阳经、太阴经、少阴经这三经可用膏药。少阳经、阳明经、厥阴经不可用膏药，头部亦不可用。

疮疽肿毒敷药方初起者宜：姜黄五钱、生半夏十粒、桃仁三钱、白芷三分、生姜一两、火葱、麻苕、泥秋串草共捣敷患处。

治痔疮及肠风下血方

方一：柴胡、黄芩、荆芥、桔梗、云风、薄荷、当归、阿胶、郁李仁水煎服。

方二：箭芪（炒）四钱、苍术（炒）三钱、全归三钱、党参（炒）五钱、升麻二钱、酒连三钱、槐果（炒）四钱、管仲二钱、黑芥三钱、地榆二钱、炒栀二钱、粉草八分、马齿苋四钱，百草霜为引水煎服。

方三：熟地八钱、粉丹三钱、酒连四钱、枣皮四钱、云苓一钱、地榆（去稍）二钱、槐果二钱、泽泻（姜炒）一钱、云苓一钱、荆芥（炒）三钱、侧柏（炒）二钱、灯心七节、石膏煅二钱、光条二钱水煎服。

方四：大黄三钱、水案板草、芦竹根、梭树根共泡酒服。

方五：大黄、粉葛、枳椇子共泡酒服。

方六：乌脚鸡草一味研细末兑滚水服。

治瘰疬法

未溃，气实者平胃散加半夏、桃仁。虚者小柴胡汤加贝母、瓜蒌仁、夏枯草、地瓜根。已溃，瓜贝养营汤，加柴胡，地丁草。气郁血热服丹栀逍遥散加瓜蒌。疮口已敛用夏枯草、地瓜根，多服散尽为度。外用夏枯草取汁熬膏贴更妙。

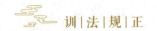
无故自缢

凡人啼泣乱语，寻索吊颈无故自缢，面色如常，两手无脉，以为遇邪，非也，乃肝气不舒之故，少阳之气不舒鬼魅因而乘之，升少阳之气即愈。肝属木，木喜直而恶屈，人之欲自缢者，乃引而伸之之意也（非也）。方用柴胡三两、桃仁三钱、韭菜一把、生姜一两、党参五钱。煎汤服之即愈。

凡人缢死，尸气未散，人不知而接其口与之度气，尸气随呼吸而入，初觉滞碍，久则胃口成块作痛，呕逆，饮食不能入，以下方治之可愈。苍术二两、柴胡八钱、韭菜一把、桂子三钱。

提毒丸

凡一切诸毒，俱宜用此方导之即愈，若遇中倒毒丸之毒者亦能解。柴胡根烧灰、水银、扫粉共为末，以水糖米面为丸如豆大，早晚白开水服。

解丹药毒

凡一切疮中丹药毒者，或肉烂宽者，或疮愈毒郁于内筋骨痛者，均用此解之，服亦可。朱砂、月石、牡蛎各均称。

又火疫后生毒疮者不可用膏丹，宜用石膏、青苔二味捣细敷。

跌打损伤方

方一：丹参三钱、当归六钱、川芎三钱、赤芍一钱、桃仁三钱、香附三钱、乌药三钱、土巴戟三钱、牛膝三钱、韭菜二把、生姜二片。

如伤重，加三棱、郁金，二付减去。如头伤加藁本一钱，手伤加桂枝一钱，腰伤加杜仲酒炒一钱，胁伤加芥子研一钱，水煎服。

方二：桃仁、红花、广七、乳没、玄胡、六汗、血竭、土鳖、自然铜、碎磁、骨碎补、丁香、上桂、松节、海马、蝼蛄、土牛膝、天蚕。

各部损伤选药

头：川乌、羌活、灵仙、桔梗、防风、菊花、白芍、生地、豆根、王不留行。

心：菖蒲、苏根、香附、陈香、陈皮、枣仁、藿香。

胁：当归、杜仲、故子、香附、芥子、白术、厚朴、柴胡、姜黄、桂枝、莱菔子、枳壳、吴萸、法夏。

肚：上桂、丁香、乳没、玄胡、香附、榔片、小茴、血竭、酒军、羌活。

肾：二活、菟丝子、大茴、上桂、台乌、橘核、小茴、丹皮、木通、前仁、怀牛膝、荔枝。

上部：防风、荆芥、薄荷、南藤、北辛、灵仙、藁本、羌活、台乌、榔片、自然铜、乳没、川乌、生地、川芎、苍耳。

中：枳壳、陈皮、桔梗、杜仲、自然铜、乳没、红花、二茴、桃仁、木鳖、木通、灵仙、柴胡、文术、五加皮。

下：木瓜、苡仁、松节、加皮、牛膝、自然铜、碎补、归尾、独活、六汗、乳没、木通。

天庭：生地、当归、川芎、赤芍、杜仲、粉草、二活、桔梗、灵仙、乳香、六汗、枳壳、小木通。

又酒药方：党参一两、当归一两、杭戟一两、川芎五钱、丹参一两、香附五钱、五加皮二两、土巴戟（即衔骨风）五钱。

又敷药方：苏叶、桂枝、生地黄各一分共捣敷患处，其肿可消。

又六月苋一味研细对酒服，治打伤将死者神效，但要用雄根即独根者，雌根则有须。

又敷药方：归尾、官桂、麻苔、巴岩姜、红花、五加皮、桃枝皮、红花杂酒糟共研炒热敷。

又敷药方：姜黄一两、香附子五钱、桃仁十粒、骨碎补、酸浆草、接骨丹、紫苏、麻苔。

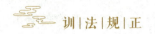

汤火伤：将蛇皮焙干研面干搽则愈。

凡烧伤者用甘蔗渣烧灰，人中白调敷，有水者干搽，无水者蔗汁对搽。刘寄奴研细，有水者干搽，无水者淡猪油调搽。大黄炒、黄柏研共调香油搽。

用猪毛置烧红的锅铁上煅之，毛化黑液取起冷定，加大黄、冰片共研调香油搽。

赤石、寒水石、大黄共研末，调新汲水涂之。凡被汤火伤重者，以童便饮之，则水不攻心。

疯犬咬伤：凡人被疯犬咬伤，观其咬伤何处，以火烘之，俾周身汗出即无后患。若周身俱伤者，将其人衣服脱去，围火烘之，令汗出即愈。凡咬伤处必痛，火烘之则不痛，烘至汗出则毒气随汗而解，无后患也。

又方：凡治疯犬咬伤之法，总以发汗为主，初被咬伤。用石花淘尽沙泥，酒熬浓汁热服，蒙被取汗。初次汗出如胶腻邪未尽，再服汗出如水者，毒已尽也。服药方：党参三钱、二活各三钱、柴胡三钱、枳壳三钱、桔梗三钱、茯苓、川芎、地榆、甘草各三钱，生姜、紫竹根（此药浓煎），温服。

治癞子方

石花研细水糖调搽。

朝老、信土、扫粉、木鳖子、大风子共研细如白多者调桐油搽，白少者调麻油搽。

干石、扫粉、夏枯草、千里光、花椒、雄黄、乱头发共熬桐油成膏搽患处。

服药方：明参二钱、茯苓三钱、川芎二钱、蝉蜕二钱、僵蚕一钱、羌活一钱、防风二钱、厚朴二钱（姜水泡）、全虫一钱、甘草一钱、荆芥。

雌黄一两研细敷患处，外用新鲜石灰水调干湿得宜敷上面，俟一点钟时，头发一拔便未即铲去药痂，用凉水洗净后，用胡枯矾、雄黄、雌黄、硫黄、黄丹、人中白（煅）、丝瓜壳、花椒、百草霜、麻油、鸡油共研调搽，外用鸡蛋炕片盖上面，每日一易，十日全愈。

服药方：防风通圣散。

|下 篇|

药性简要

　　《药性简要》系杨八味课徒时，感念本草药性浩繁，难于记忆，《珍珠囊补遗药性赋》《药性歌括》等又过简略，遂以《本草备要》为蓝本编写而成，原书以草部、木部、鱼介鳞虫兽部等分类，编者整理时参考现代中药学教材的分类并稍作改动，增加了"使用注意"，同时吸收了一些现代病名、药理研究成果及观点，如药品极量等，可为岐黄学子提供参考，疏漏之处，敬请斧正。

卷一
【中药的四气五味、升降浮沉及炮制】

每一种药都有性和味，性味综合起来，就可了解该药的一些性能，但每一味药又有各自的特性。要全面了解药物的性味和特性，才能准确地掌握药物的性能，才能正确地使用药物。

四气五味

药物的四种不同属性——寒、热、温、凉即四气。四气是药物作用于病证的功效的概括，能够减轻或消除热证的药物一般属寒性或凉性，能够减轻或消除寒证的药物一般属温性或热性。还有一些寒热之性不显著，作用较和缓的药物，则称平性药，但这也有微寒微温之性，仍可以四性统之。

五味就是药物的最基本的五种滋味：辛、甘、酸、苦、咸。还有淡味和涩味等。辛能发散行气行血，甘能补益和中缓急，酸涩能收敛，苦能泻、能燥、能坚，咸能软坚散结泻下，淡能渗湿利尿。

升降浮沉

病证有向上向下或向外向内的病势趋向，治病就当对证选用分别具有升降沉浮作用的药物，才能达到治疗目的。

凌一揆主编的《中药学》是这样概括药物的升降浮沉的："升是上升，降是下降，浮表示发散，沉表示泄利。"升浮的药物大多是辛甘味和温热性，辛甘能升，温热性浮。升浮药物一般具有升阳发表、祛风散寒、涌吐开窍的功效，都能上行向外。沉降的药物大多味酸苦咸涩，性寒凉，酸苦咸涩能降，寒凉性沉。沉降药物一般具有清热泻下、利尿渗湿、重镇安神、消积导滞、息风潜阳的功效。有降逆、收敛，止咳平喘等功效的药物，都能下行向内。但也有些药物升降沉浮之性不明显，或有二向性，如麻黄既能发汗，又能平喘利水，川芎既能上行头目，又能下行血海，不过这种情况只是少数。

中药的炮制

药物的性能，还受到炮制的影响，受到其他作用趋向相反药物的制约。可见药物的性能是可以控制和转化的。

《本草备要》中关于中药的炮制记录道："酒制升提，姜制温散，入盐走肾而软坚，用醋注肝而收敛，童便制，除劣性而降下，米泔制，去燥性而和中，乳制润枯生血，蜜制甘缓益元，陈壁土制，借土气以补中州，面煨曲制，抑酷性，勿伤上膈，乌豆、甘草汤渍，并解毒，致令平和，羊酥、猪脂涂烧，咸渗骨，容易脆断，去穰者免胀，去心者除烦。此制治各有所宜也。"

【卷二 诸药功效、归类及使用注意】

一、解表药

1. 辛温解表药

常用辛温解表药功效歌

麻黄辛温散风寒，表实无汗头痛安，开宣肺气平喘咳，利水消肿痹痛蠲。

桂枝辛温温通阳，发汗解表营卫畅，寒凝血瘀风湿痹，胸痹痰饮水肿尝。

紫苏辛温表风寒，行气宽中喘咳安，梗能止呕安胎孕，子能降气除郁烦。

羌活辛温性上升，解表祛风除湿灵，用治风寒头身痛，上体筋骨风湿疼。

白芷温入肺胃经，解表祛风燥湿灵，额头眉骨齿龈痛，鼻渊带下疮肿平。

藁本辛温性升散，祛风除湿且散寒，巅顶头痛身痹痛，寒湿腹痛泄泻安。

荆芥微温性升散，能散风热与风寒，目赤咽痛疮疹用，吐衄便血崩用炭。

防风辛甘性微温，寒热感冒头身疼，风湿痹痛破伤风，皮肤瘙痒湿疮疹。

辛夷温入肺胃经，能散风寒止头痛，可通鼻窍疗鼻塞，鼻渊涕浊用此灵。

香薷味辛而微温，发汗祛暑解表灵。化湿和中止吐泻，腹痛尿涩水肿平。

胡荽辛温气香窜，功能发汗散风寒，开胃消食调味可，煎汤熏洗透疹善。

葱白辛温能发汗，风寒初感疮毒散，戴阳格阳通阳用，寒凝腹痛尿闭安。

苍耳苦温入肺经，散风通窍蠲痹灵，用治鼻渊头风痛，风湿痛麻湿疮疹。

细辛辛温散风寒，阳虚外感头痛安，牙痛鼻渊风湿痹，寒饮咳喘小量痊。

生姜微温散风寒，温中止呕且发汗，肺寒痰多咳喘用，冷痛寒泻炮用安。

辛温解表药归类歌

辛温解表麻桂羌，紫苏白芷蒿荆防。辛夷香薷和胡荽，葱白苍耳细生姜。

辛温解表药使用注意

麻黄：发汗解表生用，平喘止咳炙用，自汗、盗汗或肾不纳气而喘咳者忌用。

桂枝：本品辛温助热，易伤阴动血，故风热证、血证、阴虚火旺、孕妇及月经过多者均忌服。

紫苏：本品可用于食鱼蟹引起的腹痛吐泻，可单用或配生姜白芷煎服。

藁本：本品辛温发散，凡血虚头痛及热证均忌用。

防风：主要用于外风，凡血虚发痉及阴虚火旺者慎用。

香薷：发汗力强，表虚有汗者忌用。

胡荽：因热毒壅盛所致的疹出不透忌用。

苍耳子：用过量易引起呕吐腹痛泻等证，血虚头痛不宜用。

细辛：用量1～3克，气虚多汗、阴虚阳亢头痛、阴虚肺热咳嗽等证忌用。

生姜：阴虚内热及热盛之证忌用。

2. 辛凉解表药

常用辛凉解表药功效歌

薄荷辛凉香通窍，疏风散热发汗效，能清头目利咽喉，疏肝解郁透疹妙。

桑叶甘寒入肺肝，疏散风热治外感，清肺润燥止咳嗽，肝热目赤也能安。

菊花微寒散风热，平肝明目解毒切，风热外感头晕痛，目赤肿昏疮毒摄。

升麻辛凉入阳明，升散解表治头疼，龈烂喉痛疮毒用，升阳举陷并透疹。

柴胡苦凉入少阳，透表泄热疏肝良，头痛胁痛月经痛，升阳举陷疟疾尝。

葛根甘平升清阳，发表解热透疹良，头痛项强泻痢用，生津止渴热病爽。

蝉蜕甘寒入肺肝，息风散热疗外感，麻疹风疹皮肤痒，咽痛音哑头晕眩，

小儿夜啼破伤风，目赤多泪目翳安。

牛蒡苦寒泄热毒，利咽消肿风热除，肺热痰嗽透疹用，疮丹痄腮便秘服。

豆豉辛寒散外邪，并散肺胃之郁热，寒热感冒头痛用，清热除烦失眠摄。

蔓荆苦平性升散，疏风散热疗外感，目赤多泪偏头痛，龈肿湿痹拘挛安。

浮萍辛寒入肺膀，发汗解表透疹良，祛风止痒疗丹毒，利水消肿功效强。

辛凉解表药归类歌

辛凉解表用薄荷，桑菊升柴和粉葛，蝉蜕牛蒡淡豆豉，蔓荆浮萍木贼可。

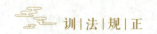

辛凉解表药使用注意

薄荷：表虚自汗者不宜用。

菊花：外感风热多用黄菊花，清热平肝明目多用白菊花。

升麻：升举阳气多灸用。本品具升浮之性，凡阴虚阳浮，喘满气逆及麻疹已透，均当忌用。

柴胡：性升发，故真阴亏损肝阳上升之证忌用。

葛根：止泻宜煨用。

二、清热药

1. 清热泻火药

常用清热泻火药功效歌

石膏大寒能泻火，用治热病热烦渴，肺热咳嗽痰稠喘，胃火头痛牙痛可。

知母寒入肺胃肾，清热泻火并滋阴，热病烦渴肺热咳，骨蒸消渴便秘宁。

芦根甘寒除热烦，润肺缓咳排脓痰，生津止渴止呕逆，渗湿行水利小便。

花粉寒入肺胃经，清热生津并养阴，热病口干及消渴，燥咳咳血痛肿平。

寒水石碱性大寒，清热泻火除渴烦，小便短赤烫火伤，风热火眼口疮安。

栀子苦寒泻火毒，三焦火清湿热除，吐衄尿血目赤肿，热病烦躁郁闷服，

利胆退黄利小便，火毒疮肿外用敷。

茶叶性凉而味苦，降火解毒清头目，能消食积并利尿，神疲嗜睡亦可服。

夏枯苦寒入肝胆，肝火上炎头痛眩，用治目赤热毒疮，乳痈瘰疬痰结散。

竹叶甘淡其性寒，清心除烦而安眠，生津止渴热病用，热咳口疮尿涩安。

草决甘凉入肝肾，能清肝热并滋阴，目赤羞明头晕痛，润肠通便降压灵。

青葙苦寒入肝经，清肝明目功不逊，用治目赤目翳障，肝火血热俱可平。

蕤仁味甘而性寒，清肝明目功效专，赤眼烂弦热胀肿，羞明流泪胬肉痊。

木贼平入肺肝胆，风热火郁能疏散，目赤多泪目翳用，痔疮出血便血安。

谷精甘平入厥阴，肝经风热用可清，目赤羞明目生翳，风热头痛牙痛宁。

密蒙花甘微寒性，清热养肝令目明，目赤肿痛眼弦烂，目昏多眵翳障清。

清热泻火药归类歌

清热泻火石膏知，芦根花粉寒水石。栀子茶叶夏枯草，竹叶卷心莲心施。

清热明目用草决，青葙蕤仁和木贼。谷精菊花密蒙花，石决珍珠亦可摄。

清热泻火药使用注意

石膏：脾胃虚寒及阴虚内热者忌用。煅石膏末可外用于疮疡溃而不敛、湿疹、烫火伤。

知母：性寒质润能滑肠，故脾虚便溏者不宜用。

天花粉：脾胃虚寒大便滑泻者忌用。

栀子：清热解毒生用，凉血止血炒用，脾虚便溏者忌用。

青葙子：清热力强，具有扩散瞳孔的作用，肝肾虚及青光眼者忌用。

木贼：虚目疾不宜用。

2. 清热凉血药

常用清热凉血药功效歌

丹皮苦辛性微寒，血热斑疹吐衄痉，经闭癥瘕伤瘀痛，肠痈疮肿虚热安。

玄参寒入肺胃肾，泻火凉血并养阴，瘰疬疮痈喉肿痛，神昏烦渴并斑疹。

赤芍苦凉入肝经，凉血祛瘀止诸疼，吐衄斑疹经闭痛，目赤疮痈肿痛宁。

生地甘寒清血热，养阴生津润燥捷，疹斑吐衄崩便秘，骨蒸消渴热病摄。

紫草寒入心肝经，血分热毒火伤灵，斑疹痘麻透疹用，利尿滑肠治疮病。

犀角苦寒入营血，主清心肝胃经热，血热吐衄斑疹用，热病神昏抽搐摄。

水牛角咸而性寒，清热凉血解毒善，热病神昏斑疹用，惊风喉痹吐衄安。

清热凉血药归类歌

清热凉血有丹皮，玄参赤芍和生地，紫草犀角水牛角，血分实热均相宜。

清热凉血药使用注意

丹皮：血虚有寒、孕妇及月经过多者不宜用。

玄参：偏于降火，且能滑肠，脾胃虚寒食少便溏者忌用。

赤芍：虚寒而滞，脾虚湿滞腹满便溏者不宜用。

生地：性寒而滞，脾胃湿滞腹满便溏者不用。

3. 清退虚热药

常用清退虚热药功效歌

银柴甘凉入胃肝，能退虚热能消疳，骨蒸劳热盗汗用，小儿疳热久疟安。

骨皮甘淡而性寒，清肺降火喘咳安，骨蒸消渴虚火牙，月经先期吐衄痉。

胡连苦寒性沉降，清退虚热湿热良，湿热泻痢血淋痔，骨蒸盗汗疳积尝。

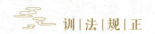

白薇苦寒入胃肝，虚实血热能退焉，产后血厥热血淋，热咳温疟痈肿安。

青蒿苦寒入厥阴，能将阴分伏热清，凉血解暑截疟疾，阴虚劳热骨蒸宁。

丝瓜络寒通经络，凉血解毒通乳可，关节痹痛胸胁痛，乳痈疮肿用之妥。

清退虚热药归类歌

清退虚热银柴胡，骨皮丹皮胡连入。白薇青蒿丝瓜络，虚火可用玄参除。

清退虚热药使用注意

银柴胡：外感风寒血虚无瘀者忌用。

地骨皮：外感风寒发热及脾虚便溏者不宜用。

4. 清热解毒药

常用清热解毒药功效歌

银花甘寒清热毒，疮痈疔肿斑疹服，咽喉肿痛热毒痢，风温烦渴暑热舒。

连翘微寒而味苦，清心泻火散热毒，痈肿疮毒咽喉痛，初温烦渴神昏舒。

板蓝根苦性大寒，凉血解毒功效专，头瘟热病痄腮肿，喉痛丹疹疮毒安。

大青苦咸大寒性，心胃气血热毒清，热病神昏发斑渴，口疮喉痹丹毒平。

蚤休小毒微寒苦，能消痈疮解蛇毒，伤肿喉痹热咳喘，热病神昏惊痫服。

穿心莲寒能清热，解毒消肿燥湿切，能疗喉肿阑尾痢，热咳肺痈湿疹疖。

忍冬藤甘而性寒，清热解毒疮肿安，能清经络风湿热，关节痹痛红肿煎。

土苓甘平能解毒，能祛湿热利筋骨，湿热疮毒梅毒用，利尿止泻关节舒。

白蔹苦辛而性凉，清热解毒治诸疮，消肿排脓内服用，敛疮烧伤外敷良。

蒲公英寒味甘苦，利湿清热并解毒，乳肺肠痈疮疔用，喉痹黄疸淋痢服。

仙人掌凉而味苦，行气活血解热毒，痄腮乳痛疮疖敷，喘咳肺痈菌痢服。

鱼腥草凉能清热，能治肺痈咳脓血，喘咳肺炎肠炎痢，疮毒热淋小便涩。

漏芦苦寒入胃肠，通脉散结下乳良，乳痈疮肿解毒用，消肿排脓功效强。

青黛咸寒入肝木，泻肝凉血清热毒。痄腮疮毒发斑用，热咳吐衄惊风服。

红藤苦平能活血，清热解毒散痈结，经痛腹痛乳肠痈，风湿痹痛伤痛摄。

白花舌草甘苦寒，清热解毒利小便，肠痈喉痛肺热咳，癌肿疮毒蛇咬安。

半枝莲辛苦而寒，利水消肿退黄疸，用治疮痈虫蛇毒，肺胃肝癌肺炎变。

紫天葵寒味甘苦，清热散结消肿毒，淋巴肝癌瘰疬用，乳痈疮疔蛇毒除。

山慈辛寒有小毒，消痈散结热毒除，疮疔虫蛇狂犬伤，瘰疬乳癌醋磨敷。

地丁苦辛而性寒，清热解毒凉血善，疮疔丹毒乳肠痈，瘰疬目赤蛇咬安。

马勃辛平清肺金，风热头痛或失音，咳嗽吐衄均可用，外用止血敷疮灵。

木蝴蝶凉清肺热，和胃疏肝利咽切，热咳声嘶喉肿痛，肝胃气痛敛疮摄。

射干苦寒泻火毒，血散肿消痰结除，痰火壅盛咽喉肿，痰多咳喘经闭服。

豆根大寒又大苦，能消肺胃火热毒，咽肿牙痛肺热咳，喉肝肺癌黄疸服。

马齿苋酸寒凉血，清肠去垢治痢切，利尿通淋并治带，且解热毒治疮疖。

白头翁寒入阳明，肠胃热毒此可清，泄热凉血赤痢用，腹痛温疟瘰疬平。

秦皮苦涩而性寒，清热燥湿并收敛，湿热泻痢及带下，风湿痹痛目赤安。

荷叶甘平升清阳，清热解暑治头胀，胸闷呕泻吐衄用，安胎固崩用蒂良。

绿豆甘凉能清热，解毒消暑止渴切，能解药毒敷疮肿，且能利尿并止泻。

西瓜皮甘淡而平，清暑解热养胃津，除烦止渴利小便，水肿口疮服之灵。

清热解毒药归类歌

主要用于温热病，银花连翘板蓝根，大青蚤休穿心莲，贯众鸦胆忍冬藤。

主要用于疮痈肿，土苓白蔹蒲公英，野菊仙掌鱼腥草，漏芦青黛和红藤，

白花舌草半支莲，天葵山慈与地丁。

主要用于喉肿痛，马勃木蝶射豆根。

主要用于泻痢药，齿苋头翁秦皮可。

清热解暑荷茹蒿，绿豆西瓜滑石好。

清热解毒药使用注意

大青叶：脾胃虚寒证忌用。

穿心莲：本品苦寒不宜多服久服，以免损胃气。

青黛：胃寒者慎用。

射干：本品易致泻，脾虚者不宜服。

豆根：脾胃虚寒，食少便溏者不宜用。

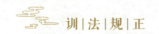

5. 清热燥湿药

常用清热燥湿药功效歌

黄芩寒泻肺肠热，清热燥湿凉止血，黄疸泻痢尿淋浊，热咳疮痈安胎捷，

黄连寒泻心胃火，湿热呕痢或消渴，火眼疮痈牙舌痛，烦躁吐衄服用妥。

黄柏苦寒泻肾火，黄疸泻痢疮痈可，遗精盗汗膝软痛，湿热带下热淋浊。

苦参大寒性下行，能治湿热疸痢淋，带下阴痒皮肤痒，麻风疥癣湿疮疹。

胆草苦寒性下行，肝胆实火湿热清，黄疸胁痛头目痛，淋带尿血肿痒疹。

白鲜苦寒入血行，皮肤下焦湿热清，风湿热痹及黄疸，湿疮疥癣阴痒宁。

清热燥湿药归类歌

清热燥湿用黄芩，黄连黄柏与苦参，胆草秦皮白鲜皮，湿热内蕴用可清。

清热燥湿药使用注意

黄芩：枯芩善清肺火，子芩善清大肠火，清上部火宜酒炒，安胎炒用，止血炒炭用，脾胃虚寒、食少便溏者忌用。

黄连：大苦大寒，过量或久服易败胃。凡胃寒呕吐脾虚泄泻者均忌用。

黄柏：大苦大寒易损胃气，脾胃虚寒者忌用。

苦参：苦寒之品，凡脾胃虚寒者忌用。

龙胆草：脾胃虚寒者不宜用。

三、芳香化湿药

常用芳香化湿药功效歌

苍术辛苦性温燥，燥湿健脾发汗妙，脘痞纳呆呕吐泻，湿痰留饮水肿消，

风寒湿痹足膝痛，目昏夜盲用之效。

菖蒲辛温开心窍，化湿和胃除痰妙，神昏癫狂胸闷用，耳聋音哑痹痛效。

草果辛温入胃脾，燥湿温中截疟疾，脘腹冷痛呕泻用，且治痰饮肉食疾。

草蔻辛温燥湿寒，寒客胃痛用此拈，噎膈反胃纳呆泻，痰饮积聚胸闷安。

白蔻辛温气芳香，行气温中燥湿良，嗳气呕呃宿食用，能消酒积目翳障。

砂仁味辛而性温，行气温中安胎灵，湿阻气滞脘腹痛，食滞纳呆呕泻平。

藿香微温气芳香，发表解暑化湿良，和中开胃止呕泻，头晕脘痞腹痛尝。

佩兰辛平能化湿，醒脾开胃此可施，外感暑湿头身痛，口腻甜臭俱相宜。

芳香化湿药归类歌

化湿温中健脾药，苍术菖蒲和草果。草蔻白蔻同砂仁，藿香佩兰与厚朴。

芳香化湿药使用注意

本类药偏于温燥，易致伤阴，当慎用。因其芳香，含挥发油，不宜久煎，砂仁、白蔻、草蔻入汤剂宜后下。

四、利水渗湿药

常用利水渗湿药功效歌

猪苓甘平入肾膀，利水渗湿效力强，尿涩淋浊带水肿，泄泻黄疸脚气尝。

茯苓甘平健脾灵，利水渗湿安心神，纳呆泄泻淋水肿，痰饮咳喘心悸平。

泽泻甘寒泻肾火，渗利膀胱水湿可，用治痰饮水肿泻，湿热阴汗带淋浊。

苡仁甘淡性微寒，健脾利湿利小便，水肿脚气纳呆泻，湿痹肺痿肠痈安。

赤豆甘平善下行，水湿泄兮热毒清，水肿脚气虚肿痢，乳肠痈肿疮毒宁。

冬瓜仁甘而性寒，清热利湿治热痰，肺痈肠痈便秘用，瓜皮消肿利小便。

半边莲辛而性平，蛇蜂蝎毒此可清，大腹水肿浮肿用，且疗喉蛾与疮疔。

玉米须平而味甘，利疸退黄治肝炎，肾炎水肿尿闭用，胆囊发炎结石散。

田螺味甘性大寒，利水消肿通二便，尿闭腹胀敷脐下，取水外搽痔疮安。

瞿麦苦寒性降泄，能清心热小肠热，破血通经疗疮毒，且能通淋治尿血。

草薢苦平利湿浊，膏淋浊带常用药，且治腰膝风湿痹，肉痛湿疮用亦可。

海金沙甘寒降泄，黄疸水肿泻痢摄，石淋茎痛热血淋，小肠膀胱湿热泻。

通草甘淡性微寒，泄肺清热利小便，升提胃气通乳汁，湿温淋痛水肿安。

石韦苦甘而性凉，能清肺热利膀胱，热石血淋吐衄崩，热咳水肿湿疮尝。

冬葵子甘而性寒，利水滑肠通二便，下乳通淋消水肿，且能滑胎治难产。

灯草甘淡而性凉，清心泻肺利小肠，利尿通淋疗喉痛，小儿烦躁夜啼尝。

茵陈味苦性微寒，利湿清热退黄疸，寒湿湿热阴阳黄，暑温湿温湿疮安。

金钱草平味甘淡，能清湿热退黄疸，利尿通淋且消肿，胆肾结石湿疮安。

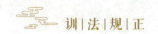

利水渗湿药归类歌

利水消肿猪茯苓，泽苡赤豆冬瓜仁，半边莲与玉米须，鲤鱼田螺蝼蛄行。

利尿通淋车前子，木通滑石地肤子，萹蓄瞿麦萆薢海金沙，通草石韦冬葵子，

灯草茶叶黄瓜藤，番茄芹菜亦可施。

利湿退黄茵陈蒿，还有虎杖金钱草。

利水渗湿药使用注意

薏苡仁：本品力缓用量宜大，宜久服。健脾炒用，其余生用。
半边莲：虚证水肿忌用。
木通：用量不宜过大，有用木通60克而致急性肾功能衰竭者。
萆薢：肾亏阴虚者忌用。
灯心草：烧灰吹喉痹，涂乳止夜啼。

五、祛风湿药

常用祛风湿药功效歌

灵仙辛温善走窜，祛风通络除湿验，风寒湿痹脚气用，噎膈痞积骨鲠安。

防己苦寒善下行，祛风除湿利尿灵，水肿脚气湿热疮，风湿痹痛痰饮宁。

蚕沙微温除风湿，胃肠湿浊此可施，痹痛偏瘫湿疹痒，吐泻转筋腹痛宜。

秦艽微寒祛风湿，活血舒筋止挛急，风湿痹痛关节肿，骨蒸黄疸亦可施。

独活微温入肾膀，祛风胜湿散寒良，下体痹痛及项强，少阴头痛表证尝。

松节味苦属寒性，祛风除湿能止疼，寒湿痹痛伤痛用，历节风痛泡酒饮。

海桐皮平性下降，祛风通络除湿良，用治痹痛湿热痢，龋齿疥癣湿疹痒。

茄根味甘而性平，祛风散寒且舒筋，风湿痹痛此可用，轻度冻伤煎洗宁。

柳枝微苦而性寒，治尿潴留利小便，关节风湿黄疸用，无名肿毒外伤安。

伸筋草苦辛而温，舒筋通络且止疼，用治筋挛风湿痹，扭伤肿痛脚转筋。

木瓜酸温入肝脾，中焦筋脉湿邪祛，吐泻转筋食积用，项强脚气湿痹宜。

桑枝苦平入肝经，祛风通络水气行，风湿痹痛肩臂痛，筋挛脚气风痒宁。

豨莶草寒祛风湿，痈肿疮毒湿疹施，酒蒸熟治腰膝软，筋骨疼痛风湿痹。

海风藤辛苦微温，祛风通络且止疼，风寒湿痹脚气肿，筋脉拘挛外伤宁。

花蛇毒温入血分，透骨搜风且定惊，痹痛偏瘫破伤风，抽搐麻风疮疥宁。

乌蛇味甘而性平，搜风通络且定惊，风湿痹痛破伤风，抽搐麻风疮疥宁。

透骨草温风湿除，风湿痹痛洗或服，阴囊湿疹可配洗，无名肿毒合醋敷。

路路通平而味苦，通经活血并下乳，经闭水肿胃胀痛，风寒湿痹伤损服。

络石藤苦性微寒，通络消瘀凉血专，筋脉拘挛风湿痹，痈肿喉痹伤损安。

臭梧桐苦而性凉，祛风除湿截疟良，肢体麻木痹痛用，且能降压治湿疮。

老鹳草苦而性平，追风通络除湿淫，肌肤麻木关节痛，肠炎痢疾喉痛宁。

五加辛温风湿除，补肝肾阳强筋骨，风湿痹痛足膝痿，小儿脚软行迟服，

阳痿囊湿阴痒用，皮肤水肿瘙痒舒。

虎骨辛温而性阳，祛风强筋健骨良，用治风痹拘挛痛，骨软惊悸及健忘。

寄生苦平补肝肾，筋骨痿弱腰膝宁，强筋壮骨祛风湿，脱发胎动服能应。

年健苦温入肾肝，风湿祛兮筋骨健，风寒湿痹筋骨痿，肢体拘挛伤肿安。

祛风湿药归类歌

风湿痹痛灵仙可，防己蚕沙芄独活，松节草乌海桐皮，茄根苍耳柳枝妥。

舒筋活络伸筋草，木瓜桑枝豨莶草，丝瓜络和海风藤，花蛇乌蛇透骨草，

路路通和络石藤，臭梧桐和老鹳草。

祛风除湿强筋骨，加皮狗脊和虎骨，寄生杭戟千年健，牛膝续断杜仲服。

祛风湿药使用注意

威灵仙：性走窜，久服易伤正气，体弱者慎用。

防己：苦寒甚，不宜大量使用，以免伤胃气，食欲差及体弱者不宜用。除湿止痛宜用木防己，利水退肿宜用汉防己。

蚕沙：内服用布包煎，外用煎汤洗患处，或炒热布包熨患处。

白花蛇：入汤剂 3～9 克，研末服用 1 次 1～1.5 克。

乌稍蛇：用量 6～12 克。

虎骨：入药当用油炸，宜酒漫或研末为丸散服。

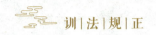
六、化痰止咳平喘药

1. 温化寒痰药

常用温化寒痰药功效歌

半夏温入肺胃脾，燥湿化痰止呕逆，脾湿痰多咳嗽喘，胸脘痞闷梅核气，
反胃呕吐瘿瘤用，生研调蛋敷痈疽。

桔梗苦平入肺经，开宣肺气咽喉清，痰壅咳喘鼻塞用，音哑胸闷肺痈宁，
可导肠滞启癃闭，并能载药而上行。

皂荚辛咸温通窍，涤痰除湿去油效，用治顽痰壅咳喘，中风口噤便结燥。

南星热入肺脾肝，能祛风湿解痉挛，风痰眩晕破伤风，痰饮咳嗽肿瘤安。

萝卜子平入肺脾，生升熟降功效奇，行气化痰止咳喘，消食除胀止泻宜。

白附子温性升散，能逐寒湿祛风痰，中风面瘫破伤风，痰厥头痛瘰疬安。

芥子辛温性走散，利气通络祛寒痰，痰阻胸胁或经络，咳喘肢痹阴疽安。

覆花辛温入肺脾，消痰行水降废气，痰多咳哮胸胁胀，呕吐嗳气水肿宜。

温化寒痰药归类歌

温化寒痰用半夏，白前桔梗和皂荚，制南星和莱菔子，白附芥子旋覆花。

温化寒痰药使用注意

半夏：因其性温燥，对阴亏燥咳、血证、热痰等当慎用或忌用。

皂荚：本品辛散走窜，凡孕妇、气虚阴亏及有咯血倾向者均不宜服。内服量过大，可引起呕吐及腹泻。本品涂肌肤可消风去痒，涂疮肿能散结消肿。

天南星：生南星一般不作内服。生南星经白矾水浸泡再与生姜共煮，即为制南星。制南星用量5～10克。外敷可以治痈疽痰核，还可以用于子宫癌的治疗。

萝卜子：能耗气，气虚及无食积痰滞者慎用。

白附子：生品不内服。用白矾生姜制后即为制白附子，用量为3～5克，阴虚有热动风者忌用。

白芥子：外敷有发疱作用，皮肤过敏者忌用。

2. 清化热痰药

常用清化热痰药功效歌

贝母苦甘性微寒，能润心肺化热痰，瘰疬疮疡乳肺痈，肺热燥咳虚咳安。

前胡苦辛性微寒，降泄肺热且祛痰，外感风热咳嗽用，肺热咳喘胸痞安。

瓜蒌寒入肺胃肠，导痰泄热利气良，热咳胸痹结胸用，乳肺肠痈便秘尝。

葶苈大寒入肺膀，降气行水祛痰良，痰饮喘满腹水肿，二便不利结胸尝。

竹沥甘滑其性寒，通达百骸化热痰，中风痰迷及惊痫，肺热咳喘便秘安。

竹茹甘寒入三经，肺胃胆经热能清，痰热咳喘呕哕用，开郁除烦安心神。

胆南星苦凉而润，清化热痰并定惊，热咳痰稠及哮喘，中风惊痫抽搐宁。

荸荠味甘性微寒，清热生津止渴烦，肺燥痰热咳嗽用，目赤翳障便秘安。

礞石咸平入肺肝，功能下气坠老痰，用治顽痰喘咳证，平肝逐痰定惊痫。

海浮石咸其性寒，清肺化痰且软坚，老痰黏稠喘咳血，瘰疬血淋砂淋安。

胖大海甘性微寒，能清肺热能利咽，肺气闭郁痰热咳，声哑便秘齿痛齼。

昆布寒入胃肾肝，利水消痰能软坚，用治瘿瘤睾丸肿，水肿甲亢肝硬变。

海藻味咸而性寒，利水消痰能软坚，瘿瘤瘰疬睾丸肿，脚气浮肿水肿安。

猪胆汁寒而味苦，清肺化痰解热毒，热咳痰稠百日咳，目赤喉痹疸痢服。

萝卜味甘性微寒，消积降气并化痰，痰积两胁咳喝满，谷食面积腹泻痊。

清化热痰药归类歌

清化热痰用贝母，前胡蒌葶竹沥茹，胆星荸芥礞浮石，大海昆藻猪萝卜。

清化热痰药使用注意

前胡：其功长于下气，治实热风痰。凡阴虚火炽及寒饮咳嗽者均不宜用。

竹沥：本品性寒质滑，对寒咳及脾虚便泄者忌用。

竹茹：胃寒呕哕及感寒挟食作呕者不宜服。本品用姜炒能增强止呕化痰作用。

3. 止咳平喘药

常用止咳平喘药功效歌

杏仁微温入肺肠，降气止咳平喘良，风寒热燥咳喘用，胸满肠燥便秘尝。

款冬辛温入肺乡，润肺下气镇咳良，寒热虚实久咳喘，肺痈肺痿均可尝。

百部甘平入肺经，润肺下气止咳灵，新久咳嗽或肺劳，灭虱杀虫皮炎平。

紫菀苦辛性微温，润肺下气化痰灵，咳喘痰血痰不爽，寒热虚实咳嗽清。

桑皮甘寒而性降，清肺降气消痰良，热痰喘咳肺气肿，降压利尿水肿尝。

苏子辛温入肺肠，降气化痰止咳良，痰多咳喘胸满闷，润肺滑肠便秘爽。

枇杷叶平性降泄，清肺和胃降逆切，咳喘痰稠咯衄用，胃热口渴呕哕摄。

矮地茶苦而性平，祛痰渗湿活血灵，用治咳喘黄疸肿，跌打风湿经闭疼。

白前辛平入肺经，祛痰降气止咳灵，能治痰多寒热咳，咳喘浮肿喉中鸣。

止咳平喘药归类歌

止咳平喘用杏仁，冬花百部紫菀行，桑皮苏子枇杷叶，矮茶白前果兜铃。

止咳平喘药使用注意

杏仁：有小毒，勿过量，婴儿慎用。

苏子：止咳平喘，润肠通便，但性主疏泄，气虚久咳、阴虚喘逆、脾虚便溏者不可用。

七、理气药

常用理气药功效歌

青皮苦温入肝经，疏肝破气化滞凝，肝郁胁痛乳胀痛，食积腹胀寒疝宁。

陈皮辛苦温理气，燥湿化痰且健脾，腹胀纳呆及呕吐，胸闷痰多喘咳宜。

乌药温入肺脾肾，顺气散寒止痛灵，用治胸腹邪逆气，寒疝痛经遗尿频。

厚朴辛温能行气，燥湿平喘消食积，湿阻气滞胸腹胀，呕泻便秘喘咳宜。

柿蒂涩平入胃经，降气止呃功不逊，胃寒呃逆丁姜配，热呃竹茹与芦根。

枳实微寒可破气，能消痰滞与食积，胸脘腹痞脏器重，泻痢后重及便秘。

枳壳苦辛性微寒，专入脾胃大肠间，行气宽中除胀满，茄带脱肛胃垂安。

佛手辛苦温疏肝，理气和中且化痰，胸闷胁痛咳痰久，胃痛纳呆呕吐痊。

香附辛平理气良，肝气调达胃气降，胁脘胀痛食积用，调经安胎乳痛尝。

荔枝温入肝胃经，能散滞气与寒凝，疝痛睾肿胃脘痛，妇女瘀滞腹痛宁。

木香辛温能止痛，胃肠气滞此可通，健脾消食除痛胀，泻痢后重呕吐用。

沉香温入脾胃肾，行气温中能止疼，寒郁气滞胸腹痛，胃寒呃逆呕吐宁，温肾纳气降逆气，肾虚痰饮喘咳清。

檀香温入肺胃脾，理气调中散寒宜，用治脘腹寒凝痛，噎膈呕吐与胸痹。

青木香苦性微寒，肝胃气滞能行焉，可疗关节胸腹痛，疗痈蛇咬头痛眩。

川楝苦寒有小毒，行气疏肝湿热除，胁腹胀痛疝气痛，虫积内服癣外敷。

法罗苦温入肺脾，疏风止咳并理气，胃脘疼痛胁肋胀，风寒头痛咳喘宜。

腹皮微温能降气，可利水湿健胃脾，气滞湿阻胸脘胀，通利二便水肿宜。

甘松甘温气芬芳，理气开郁醒脾良，疗胃寒痛胸腹胀，治湿脚气洗煎汤。

薤白温入肺胃肠，行气散结通胸阳，寒凝痰聚胸痹痛，泄肠气滞痢疾畅。

刀豆甘温入胃肾，温中降气止呃灵，虚寒呃逆及呕吐，肾虚腰痛服能应。

玫瑰花温善行气，疏肝活血且醒脾，肝胃不和胁脘痛，损伤瘀痛调经宜。

九香虫咸而性温，理气温中止胃疼，肝胃不和胸腹胀，肾虚阳痿腰痛宁。

理气药归类歌

理气药有青陈皮，台片厚朴与柿蒂，枳实枳壳佛手片，香附橘络与荔枝。

木沉檀香青木香，川朴法罗大腹皮，甘松薤白大刀豆，玫瑰九香俱可施。

理气药使用注意

青皮：性烈耗气，气虚者慎用。

陈皮：辛散苦燥，温能助热，内有实热者慎用。

乌药：肾虚喘促者不宜使用。

枳实：脾胃虚弱者慎用。

木香：行气滞生用，止泻煨熟用。本品辛温香燥，阴虚火旺者慎用。

沉香：辛温助热，阴虚火旺、气虚下陷者慎用。

檀香：阴虚火旺、气热吐衄者慎用。

青木香：不宜多服，多服易引起恶心呕吐。

川楝子：苦寒性降，脾胃虚寒者不宜用。

薤白：气虚无滞者及胃弱纳呆者不宜用。

九香虫：阴虚内热者忌用。

八、理血药

常用理血药功效歌

乳香平入心肝脾，行气活血并生肌，内妇外伤瘀滞痛，痹痛内痈疮疽宜。

没药平入心肝脾，破瘀止痛并生肌，癥瘕经痛宫外孕，伤痛内痈疮疽宜。

桃仁苦平善破血，用治经闭痛经切，癥瘕伤肿肺肠痛，润肠通便止喘咳。

红花辛温能活血，祛瘀止痛通经脉，产后血晕经痛闭，癥瘕心痹伤肿摄。

玄胡温入心肝脾，既能活血又行气，气滞血瘀诸痛用，血虚无瘀孕妇忌。

牛膝苦平性下行，活血通经利尿淋，吐衄头晕牙咽痛，癥瘕伤肿难产宁，
酒制熟用补肝肾，治腰膝痛强骨筋。

泽兰苦辛性微温，活血祛瘀利水停，内妇外伤血滞痛，产后浮肿痈肿灵。

鸡血藤苦温入肝，行血补血舒筋善，腰膝酸痛风湿痹，经闭经痛俱能安。

川芎辛温能活血，行气开郁通经脉，经血胎产诸瘀痛，胁痛心痹伤痛切，
升散祛风止头痛，风湿痹痛疮肿摄。

姜黄辛温入肝脾，通经破血善行气，胸胁疼痛经闭痛，风湿臂痛伤肿宜。

三棱苦平破血强，祛瘀行气止痛良，癥瘕经闭产瘀痛，食积气滞脘腹胀，
肝脾肿大宫外孕，通乳堕胎均可尝。

莪术苦温善行气，破血祛瘀消痃癖，食积气滞胸腹痛，产后瘀痛经痛闭，
肝脾肿大宫外孕，皮肤宫颈癌肿宜。

郁金苦寒行气血，舒肝开郁清心热，气滞血瘀诸痛用，吐衄尿血倒经切，
热病神昏癫狂痫，利胆退黄癥瘕摄。

丹参活血寒凉血，血热兼瘀妇科切，风湿热痹伤瘀痛，心烦不眠心悸摄，
肝脾肿大真心痛，癥瘕乳痈疮肿撤。

益母微寒能活血，祛瘀生新调经脉，胎前产后诸血癥，损伤瘀肿浮肿切。

茺蔚益母同一种，活血调经功效同，子兼凉肝疗目疾，目赤肿痛目翳用。

然铜辛平入肝经，专治折伤续骨筋，能散瘀血能止痛，火煅醋淬入药烹。

瓦楞子寒而性平，消痰化瘀散结凝，顽痰积结癥瘕用，煅能制酸止胃痛。

醋性温而味酸苦，能散瘀血痈肿毒，癥瘕腹痛安回用，产后血晕熏鼻苏。

土鳖咸寒而入肝，破血逐瘀调经善，骨折外孕产瘀痛，肝脾肿硬癥瘕安。

虻虫寒毒破血强，能疗癥瘕跌打伤，血滞经闭堕胎用，气虚无瘀勿轻尝。

马鞭草凉疗血瘀，癥瘕腹痛与经闭，利尿截疟治腹水，痈肿疮毒兼喉痹。

虎杖苦寒能活血，痹痛经闭肺热咳，湿浊淋带黄疸用，结石蛇咬疮烫摄。

苏木平入心肝脾，活血通经能祛瘀，用治妇科瘀滞痛，跌打损伤瘀肿宜。

水蛭咸苦平入肝，破血逐瘀且软坚，能治经闭破癥瘕，跌打损伤蓄血蠲。

月季花甘而性温，舒肝解郁能调经，活血行瘀可消肿，瘰疬肿毒外敷灵。

五灵脂温入肝经，散瘀活血止痛灵，血滞诸痛跌打痛，胃痛蛇毒服能应。

王不留行平而苦，活血通经能下乳，经闭痛经或尿闭，乳痈肿痛尤堪服。

刘寄奴温而味苦，破血散瘀此可服，产后瘀阻经闭用，创伤出血用此敷。

理血药归类歌

活血祛瘀用乳没，桃仁红花与玄胡，牛膝泽兰鸡血藤，川芎姜黄棱莪术，

郁金丹参益母子，山甲然铜瓦楞醋，土鳖虻虫马鞭草，降香虎杖和苏木，

水蛭月季五灵脂，王不留行刘寄奴。

理血药使用注意

乳香、没药：用量不宜过多，多服易致呕吐，胃弱者慎用，无瘀滞者不宜用。

玄胡：酒制可增强止痛之功。

牛膝：月经过多者忌用。

川芎：阴虚火旺、舌红口干者和妇女月经过多及出血性疾病不宜用。

姜黄：外用以麻油或菜油调敷。

三棱、莪术：醋制能加强止痛作用，月经过多及孕妇禁用。

丹参：酒炒可增强活血之功。

自然铜：煅研细末入散剂，每次服 0.3 克。

瓦楞子：生用消痰散结，煅用制酸止痛。

虻虫：焙干研末吞服，每次 0.3 克。

降香：阴虚火旺，血热妄行而无瘀滞者不宜用。

苏木：少用和血，多用破血，破血当以酒煮为良。

月季花：多用久服易致便溏腹泻，故脾胃虚弱者宜慎用。

五灵脂：血虚无瘀者忌服。

九、止血药

常用止血药功效歌

白及微寒性收敛，止血消肿生肌验，能治肺胃出血证，外伤疮肿捣敷安。

棕炭苦涩而性平，收敛止血功不逊，吐咯衄便崩淋血，无瘀滞者服用灵。

侧柏叶寒味涩苦，收敛凉血止血服，血热妄行热咳用，皮炎落发泡酒敷。

地榆性寒味苦酸，凉血止血且收敛，吐衄尿便崩血用，火伤疮烂外敷安。

茅根寒入肺胃膀，清热凉血利尿良，吐衄尿血热淋疸，热咳呕哕水肿尝。

鸡冠花甘而性凉，收敛止血效力强，吐血便血崩漏痔，菌痢白带用亦良。

大蓟甘凉入心肝，咯衄崩漏尿血煎，散瘀解毒消痈肿，降压利尿退黄疸。

苎麻根寒能清热，能止吐衄尿崩血，胎动胎漏尿淋用，麻疹高热痈疽摄。

藕节甘涩而性平，收敛止血化瘀灵，功能止血不留瘀，多种出血服能应。

槐实苦寒气纯阴，肝经大肠热能清，肠风痔漏便秘用，肝热头痛目赤宁。

田七甘苦而性温，化瘀止血消肿疼，内外各种出血用，且治疮痈冠心病。

艾叶辛温性纯阳，温经散寒止血良，下焦虚寒腹冷痛，经寒不调宫冷尝，

并治胎动崩漏泄，喘咳吐衄湿疹痒。

血余炭苦而性平，止血散瘀且补阴，吐咯衄淋便崩血，小便不通利尿灵。

花蕊石平入肝经，止血化瘀服能应，用治因瘀吐咯血，外伤血肿产血晕。

降香辛温通血脉，活血散瘀能止血，胸胁瘀痛心绞痛，秽浊致呕创伤摄。

百草霜辛而性温，能止吐衄便血崩，食积泻痢口疮用，外治白癣和湿疹。

茜草活血寒止血，热痹经闭伤肿切，血热无瘀止血炒，吐衄崩伤出血摄。

蒲黄甘平入厥阴，止血活血通脉经，内妇外伤出血用，瘀血疼痛血淋清。

伏龙肝温能温中，虚寒吐衄便崩用，脘腹冷痛呕吐泻，妊娠恶阻此可通。

止血药归类歌

收敛凉血而止血，白及棕炭侧柏叶，地榆茅根鸡冠花，大蓟槐米苎根捷。

化瘀止血藕节善，田七艾叶血余炭，蕊石降香百草霜，茜草蒲黄伏龙肝。

止血药使用注意

白及：研末服，每次 1.5 克。

地榆：清热凉血生用，收效止血炒炭用，脾胃虚寒者忌用。对于大面积烧伤，不宜用生地榆研末外敷。

降香：凡阴虚火盛，血热妄行而无瘀者不宜用。

艾叶：炒用止血，生用散寒止痛。

血余炭：研末服，每次品 1.5 克。

蒲黄：生蒲黄有收缩子宫作用，孕妇忌服，但可用于产后子宫收缩不良的出血。

十、开窍药

常用开窍药功效歌

冰片微寒散郁火，开窍醒神辟秽浊，咽肿口疮耳目疾，神昏痉厥疮用可。

牛黄凉清心肝热，豁痰开窍醒昏厥，息风解痉止癫狂，咽肿牙疳疮痈摄。

麝香辛温通诸窍，启闭通络散结要，神昏痉厥面瘫用，癥瘕经闭外伤效，

痹痛头痛心绞痛，疮疡内痈催产妙。

苏合香辛温开窍，辟秽醒神祛痰妙，中风痰厥及惊痫，胸腹冷痛满闷效。

开窍药归类歌

芳香开窍冰牛黄，麝香菖蒲苏合香。

芳香开窍药使用注意

冰片、牛黄、麝香，苏合香：均宜入丸散，不宜入煎剂。

冰片：每次 0.15 ～ 0.3 克。

牛黄：0.15 ～ 0.35 克。非实热证不宜。

麝香：0.03 ～ 0.1 克。

苏合香：0.3 ～ 1 克。

十一、安神药

常用安神药功效歌

磁石寒入心肝肾，养阴潜阳安心神，惊悸失眠头晕用，纳气平喘耳目明。

朱砂甘凉入心经，清心解毒安心神，心悸失眠癫狂痫，口疮目疾疮痈宁。

龙骨涩凉入心肝，镇惊安神且安眠，心悸怔忡心烦用，惊痫癫狂服而安。

琥珀甘平安心神，惊痫心悸失眠宁，破瘀通经消癥瘕，能消阴肿通五淋。

枣仁甘平养心阴，益肝血而安心神，虚烦失眠及惊悸，津伤口渴虚汗停。

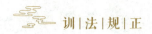

茯神甘平入心脾，养心宁神安惊悸，开心安眠行水用，头脑恍惚健忘宜。

柏仁甘平能养心，滋肾阴而安心神，血虚失眠惊悸用，阴虚便秘盗汗清。

夜交藤平入心肝，养血安神而安眠，祛风通络能止痒，血虚肢体酸痛安。

合欢平入心脾肝，开郁安神而安眠，情志不快及健忘，筋伤骨折痈肿安。

小麦味甘性微寒，能养心阴并除烦，妇女脏躁欲悲哭，配伍甘草大枣安。

远志微温通心肾，祛痰开窍安心神，惊悸健忘神忘乱，咳嗽痰稠痈肿平。

安神药归类歌

宁心安神有磁石，朱砂琥珀龙骨齿，交藤欢皮枣柏仁，茯神小麦远志施。

安神药使用注意

磁石：可入丸散，火煅醋淬研细用，但不易消化、不可多服，每次用 1～3 克，脾胃虚弱者慎用。

朱砂：研末冲服，入丸散剂，每次 0.1～0.5 克，不入煎剂。内服不宜过量，不可久服，免致汞中毒。肝肾功能不全者慎用，以免加重病情。忌火，遇火则析出水银，有大毒。

琥珀：研末冲服，不入煎剂，每次 1.5～3 克。

枣仁：亦可研末睡前冲服，每次 1.5～3 克有实邪郁火者不宜服。

柏子仁：便溏及多痰者慎用。

远志：有溃疡病及胃炎者慎用。

十二、平肝息风药

1. 平肝息风药

常用平肝息风药功效歌

代赭石寒平肝阳，治头晕胀耳鸣良，嗳气呃逆呕吐喘，吐衄崩漏止血尝。

龙骨甘涩凉平肝，心悸失眠神志安，头晕烦躁惊痫用，煅止崩带固精汗。

牡蛎平肝并养阴，用治心烦头眩晕，瘰疬痰核或抽搐，煅固崩带精汗灵。

珍珠母寒入心肝，平肝阳治头痛眩，心悸耳鸣失眠用，目赤目昏湿疮安。

珍珠甘寒入心肝，镇心定惊疗惊痫，平肝明目退弱翳，口糜疮溃能收敛。

石决咸凉入肝经，平肝潜阳养肝阴，能治青盲目翳障，惊风骨蒸头眩晕。

琥珀甘寒热毒清，平肝息风安心神，热病神昏中风用，惊风抽搐痘疔宁。

刺蒺藜平味苦辛，疏肝祛风治头晕，目赤流泪风疹痒，肝郁胁痛乳闭宁。

平肝息风药归类歌

平肝潜阳代赭石，磁石龙骨和牡蛎，石决珍珠珍珠母。琥珀白芍刺蒺藜。

2. 息风止痉药

常用息风止痉药功效歌

全蝎辛平入肝木，息风止痉解疮毒，惊风面瘫破伤风，头部顽痛痹痛除。

天麻甘平入肝经，平肝息风而止痉，急慢惊风破伤风，偏正头痛头眩晕，

面瘫偏瘫风湿痹，肢体麻木刮末吞。

钩藤苦凉入厥阴，息风泄热而止痉，头目眩晕头胀痛，惊痫面瘫血压平。

地龙咸寒能泄热，息风平喘通络捷，壮热惊病抽搐用，偏瘫痹痛尿闭摄，

热痰哮嘴降压可，疟腮腋疮烫伤撤。

羚羊角寒入心肝，肝热动风抽搐安，温病神昏发斑用，且治头晕目赤眩。

山羊角寒入肝经，平肝定惊抽搐宁，用治肝火目赤肿，肝阳上亢头眩晕。

僵蚕辛咸而性平，用治惊风面瘫灵，瘰疬疮丹风疹用，风热头痛喉痛停。

蛇蜕甘咸平入肝，小儿惊风抽搐安，能疗喉肿退目翳，瘰疬疟腮及疮癣。

蜈蚣辛温入肝经，息风通络攻毒灵，惊风面瘫破伤风，头痛痹痛疮瘰宁。

息风止痉药归类歌

息风止痉用全虫，天麻钩藤与地龙，羚羊角与山羊角，僵蚕蛇蜕和蜈蚣。

息风止痉药使用注意

全蝎：研末吞服每次 0.6～1 克，血虚生风者慎用。

钩藤：不宜久煎，入汤剂宜后下。

地龙：研末吞服每次 1～2 克。

羚羊角：入煎剂宜另煎汁冲服，用量 1～3 克，宜另煎 2 小时以上。磨汁或锉末服每次 03～0.6 克。

僵蚕：散风热生用，此外则炒用。

蛇蜕：入汤剂 1.5～3 克，外治疮疔肿毒，烧灰调芝麻油外敷。

蜈蚣：研末服每次 0.6～1 克，外用研末调油敷。

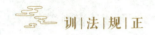
十三、消食药

常用消食药功效歌

谷芽甘平能和中，消食养胃健脾用，食欲不振进食少，谷食停滞消导通。

麦芽甘平能消食，和中开胃且健脾，面食积滞胸腹胀，乳汁胀痛回乳宜。

神曲甘平而性温，健脾开胃食欲增，食积气滞回乳用，腹胀肠鸣呕泻停。

山楂甘酸性微温，能消肉积解油荤，开胃止泻疗疝痛，经产瘀痛心痹宁。

鸡内金平消食积，补脾健胃功效奇，疳积泄泻结石用，且能固精止尿遗。

枳椇性平而味甘，能润五脏止渴烦，酒食过度脾积热，醒解酒毒此为先。

隔山消平消食积，健脾益胃且行气，脘腹胀痛或吐泻，肝胃气滞下乳宜。

甘蔗甘寒助胃脾，除热润燥解渴宜，消痰解毒利二便，配合姜汁治呕逆。

消食药归类歌

消食健脾用谷芽，麦芽神曲与山楂，内金枳椇隔山消，萝卜子根甘蔗加。

消食药使用注意

谷芽：炒用消食化积，生用和中。

麦芽：回乳消积，胃有寒湿者炒用，健脾养胃或胃中有热者生用。

山楂：炒焦消肉食积滞，生用行瘀血。

十四、温里药

常用温里药功效歌

肉桂辛甘性大热，补火散寒温通脉，阳痿尿频肢冷软，脘腹冷痛纳呆泻，寒痹腰痛经闭痛，戴阳亡阳阴疽摄。

附片毒热性纯阳，回阳救逆补火良，通逐表里风寒湿，心脾肾卫阳虚尝，大汗肢厥腹冷痛，阳痿水肿痹痛爽。

高良姜辛而性热，温中散寒降逆切，脘腹冷痛吐泻用，噎嗝噫气食滞摄。

红蔻辛温良姜子，温中下气祛寒湿，脘腹冷痛食滞用，呕吐泄泻酒毒宜。

干姜辛热逐寒邪，温中回阳宣通脉，腹痛呕泻经寒痛，寒痰咳喘肢冷摄。

荜茇热除肠胃寒，温中下气消食验，胃寒呕呃腹痛泻，寒疝鼻渊龋齿安。

澄茄辛温能温中，胃寒呕吐呃逆用，气滞胸腹胀痛服，寒疝尿浊尿涩通。

花椒辛热能温中，散寒燥湿杀蛔虫，脾胃虚寒呕吐泻，宿食寒咳补火用。

胡椒辛热能温中，温肠暖胃而止痛，下气消痰化冷积，腹痛寒呕冷痢松。

山柰辛温能温中，消食宽满而止痛，脘腹冷痛胸膈胀，寒湿霍乱虫牙用。

丁香辛温温胃良，能降呃逆助肾阳，胃寒纳呆呕吐泻，阳痿阴冷服而康。

八角味辛而性热，散寒理气开胃切，寒呕中满寒疝痛，肾虚腰痛脚气摄。

小香辛温温肝肾，理气温中散寒凝，少腹冷痛寒疝痛，胃寒呕吐腹痛宁。

吴萸辛苦热温中，疏肝下气止头痛，胃胁腹痛呕吐酸，肾泻寒疝脚气用，

研末调醋敷足心，高血压症口疮松。

桂子辛甘而性温，温中降逆散寒凝，脾胃虚寒脘冷痛，气逆干哕呕吐平。

温里药归类歌

温里药物有桂附，良姜红蔻干煨姜，草茇澄茄花胡椒，山柰丁香大小香，吴萸细辛艾桂子，乌头毒热慎用良。

温里药使用注意

肉桂：阴虚火旺、里有实热、血热妄行，或有出血倾向者忌用。

附片：入汤剂应先煎 30～60 分钟以减弱其毒性。不宜与半蒌贝及蔹等相反药同用。

良姜：肝胃火郁之胃痛，呕吐忌用。

花椒：有回乳之说。

吴茱萸：辛热燥烈，易损气动火，不宜多用久服，阴虚有热者忌用。

十五、泻下药

1. 润下药

常用润下药功效歌

火麻仁平而滑利，滋阴润燥通便秘，年老肠燥血压高，产妇便结均相宜。

郁李仁平辛苦酸，润肠下气通大便，利尿消肿脚气用，虚证慎用实证安。

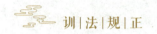

泻下药使用注意

里实而兼有表邪者，当先解表而后攻里，必要时表里双解，以免表邪陷里，里实而正虚者，应与补益药同用，攻补兼施，使攻不伤正。此类药品易伤胃气，奏效既止，慎勿过量。

2. 攻下药

常用攻下药功效歌

芒硝苦寒性大寒，泻热涤肠能软坚，肠燥便秘肠痈用，口糜喉烂火眼安。

大黄苦寒泻火热，泻下攻积通便结，吐衄经闭伤瘀胀，咽肿热毒疮淋摄。

芦荟苦寒泻火热，热结便秘用之切，肝经实热烦躁狂，蛔虫腹痛疳积摄。

番泻叶甘苦而寒，泻下导滞通大便，热结便秘腹水肿，小量泡服可无患。

攻下药使用注意

芒硝：冲入药汁内或开水溶化后服。孕妇忌用。

大黄：哺乳期、月经期慎用或忌用。孕妇忌用。

芦荟：脾胃虚寒、食少便溏者及孕妇忌用。

番泻叶：哺乳期、月经期及孕妇忌用。过量有恶心、呕吐、腹痛等副作用。

3. 峻下逐水药

常用峻下逐水药功效歌

巴豆大毒辛而热，能泻寒积通便塞，逐水退肿消食积，祛痰利咽溃疮摄。

甘遂苦甘毒而寒，泻水逐饮通二便，停饮胸痛腹水肿，痰迷癫痫疮肿散。

大戟有毒苦辛寒，泻水逐饮肿结散，胸胁积液腹水肿，痰饮瘰疬疮痈安。

商陆苦寒而有毒，用治痈疽捣盐敷，水肿胀满二便塞，慢气管炎可内服。

芫花有毒辛苦温，祛痰止咳逐水饮，大腹水肿二便塞，痰饮喘咳头疮宁。

丑牛苦寒而有毒，通泻二便湿热除，水肿胀满虫积用，痰饮喘咳宿食服。

峻下逐水药使用注意

巴豆：去心皮膜，炒熟、压去油或醋煮或烧存性、内服 0.1～0.3 克，多入丸散。服时不宜食热粥，饮开水等热物，以免加剧泻下。服后如泻下不止，用黄连黄柏煎汤冷服或食冷粥凉水以缓解。体弱者忌用。

甘遂：醋制或面包煨熟，可减弱其毒性。本品有效成分不溶于水，宜入丸散，每次 0.5～1 克，外敷研末生用，气虚、阴伤、脾胃虚弱者忌服。

大戟：醋制用。入汤剂 1.5～3 克，入丸散每次 1 克，虚弱者忌用。本品杭产紫者为上，北产白者伤人。

商陆：醋炒用，入汤剂 3～9 克，可与糯米煮粥，或同鲤鱼煮食，有攻补兼施之义，脾虚水肿忌服。

芫花：醋炒用，入汤剂 1.5～3 克，入丸散每次 0.6～0.9 克，虚弱者禁用。

丑牛子：入汤剂 3～10 克，入散剂 0.3～1 克，生用或炒用。炒用药性轻缓，脾虚水肿忌用。

泻下药归类歌

润下药多种子仁，火麻郁李桃杏仁，蒌仁蜂蜜与当归，草决首乌柏子仁。

芒硝大黄攻下用，芦荟番泻叶下攻。峻下逐水巴豆遂，大戟商陆芫丑猛。

十六、驱虫药

常用驱虫药功效歌

榧子甘平能杀虫，蛔钩蛲绦姜虫用，滑肠润肺止燥咳，痔疮便秘食积松。

使君子温味甘美，既杀蛔虫又健胃，虫积腹痛或尿浊，小儿疳积勿庸废。

南瓜子温杀蛔虫，杀绦虫同槟榔用，瓜子槟榔先后服，再服芒硝便见功。

芜荑性温味辛苦，杀虫消疳风湿服，疳积泄泻虫积用，外治疥癣调醋敷。

槟榔苦温杀诸虫，降气消积利水用，食积气滞胸腹胀，痰湿脚气后重通。

鹤虱苦平有小毒，蛔蛲绦虫俱可逐，口吐清水腹时痛，配伍君子槟榔服。

大蒜辛温治虫毒，蛲虫疮癣可外敷，肉食积滞虫积痛，咳嗽泻痢则内服。

苦楝皮苦寒有毒，杀虫疗癣功力足，蛔钩蛲虫均可治，疥癣疮痢醋捣敷。

雷丸苦寒清湿热，杀虫消疳用之切，能杀绦虫钩蛔虫，丸散冷服畏酸热。

贯众苦平解热毒，绦钩绕虫均可逐，崩漏便血吐衄血，温热斑疹疟腮服。

驱虫药归类歌

驱虫药有榧使君，南瓜子和芜荑槟，鹤虱大蒜苦楝皮，雷丸贯仲均可行。

驱虫药使用注意

榧子：用量 9～15 克，炒熟去壳取仁嚼服。亦可打碎连壳生用入煎剂。

使君子：炒香嚼服，小儿每岁每天 1 粒半，总量不超过 20 粒。大量服用能引起呃

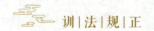

逆、眩晕、呕吐，与热茶同服也能引起呃逆，停药后即可缓解，必要时可对症用药。

南瓜子：生用带壳研细，冷开水调服，如配伍槟榔浓煎服之疗效更佳。

槟榔：脾虚便溏者不宜。

苦楝皮：不宜持续和过量服用，体虚者慎用，肝病患者忌用。

雷丸：常用量 15 ～ 21 克入丸散，日服 3 次，连服 3 天，饭后冷开水调服。

贯众：止血炒用，此外则生用。

十七、催吐药

常用催吐药功效歌

瓜蒂苦寒可催吐，湿热黄疸痰癫服，毒食入胃宿食用，研末吹鼻鼻炎舒。

食盐味咸而性寒，催吐宿食与痰涎，痰迷心窍胃满痛，外洗解毒疮痒安。

常山苦寒能催吐，治疗疟疾酒制服，配伍甘草加密用，胸中老痰积饮除。

藜芦辛苦寒大毒，风痰涌盛可催吐，中风癫痫用半克，疥癣秃疮调油敷。

胆矾酸辛寒有毒，风痰毒食可催吐，醋汤化服少半克，外洗眼烂及疮靥。

催吐药归类歌

催吐药有瓜蒂盐，常山藜芦和胆矾。

涌吐药使用注意

瓜蒂：入汤剂 2 ～ 5 克，入丸散 0.3 ～ 1 克，体虚失血及上部无实邪者忌用。

食盐：炒黄汤化温服，9 ～ 18 克，水肿者少服或忌服。

常山：入汤剂 5 ～ 10 克，作用强烈，能损正气，体虚者慎用。

藜芦：0.3 ～ 0.6 克、入丸散服，毒性强烈，内服宜慎，体弱、有失血史及孕妇均忌服。

胆矾：内服 0.3 ～ 0.6 克，温汤化服，体虚者忌服。外用洗目，应配千倍水溶液。

十八、补虚药

1. 补气药

常用补虚药功效歌

人参甘苦性微温，大补元气又生津，健脾补肺且益血，开心益智并安神，

壮阳回阳固虚脱，虚劳内伤脉绝生。

党参味甘而性平，补中益气且生津，纳呆气短面萎黄，气血虚弱此为君。

洋参苦寒而养阴，补气清火且生津，阴虚火旺喘咳血，热病烦渴口燥宁。

童参甘凉入肺脾，补气生津清补剂，食少体倦肺虚咳，心悸自汗口渴宜。

黄芪甘温而补中，益气升阳有神功，固表止汗且生血，托疮利尿消水肿。

黄精平补脾肺肾，滋阴润肺燥咳宁，体倦纳呆消渴用，腰酸脚软头晕停。

山药平补脾肺肾，既能补气又养阴，食少泄泻虚咳喘，消渴带下遗精停。

白术甘苦温健脾，燥湿利水更补气，脾虚泄泻痰饮肿，胎气不固自汗宜。

扁豆甘平能补中，健脾化湿消暑用，食少便溏体倦息，暑湿吐泻带浊烹。

大枣味甘而性温，补中益气养血灵，食少便溏脏躁用，能佐峻剂缓药性，
配伍生姜调营卫，痰湿中满不相应。

甘草甘平和诸方，补脾泻火润肺乡，止咳止痛并解毒，湿盛中满忌之良。

饴糖甘温能补虚，补脾润肺止咳宜，虚寒腹痛纳呆用，湿阻中满不可取。

蜂蜜生凉能清热，熟温补中润便结，肺虚久咳干咳用，中满便溏不须摄。

补气药归类歌

人党西童参补气，白术山药与黄芪，黄精扁豆同大枣，甘草饴糖与蜂蜜。

补气药使用注意

人参：服人参不宜喝茶、吃萝卜，不宜服用皂荚、萝卜子，实证、热证而正气不虚者忌服。

党参：对虚寒证最为适用，若属热证则不宜单独应用。

西洋参：性寒能伤阳助湿，故中阳衰微，胃有寒湿者忌服。忌铁器火炒。

白术：生用燥湿利水，炒用补气健脾止泻。本品燥湿伤阴，故只适用于中焦有湿之证，如阴虚内热，或津液亏耗，燥渴便秘及中满者均不宜服。

山药：生用补阴，炒用健脾止泻。本品养阴能助湿，故湿盛中满或有积滞者忌服。

黄芪：补气升阳炙用，其他方面生用。本品补气升阳，易于助火，又能止汗，故表实邪盛、气滞湿阻、食积内停、阴虚阳亢、痈疽初起，或溃后热毒尚盛等证，均不宜用。

黄精：作用缓慢，可作久服滋补品。本品性质滋腻，易助湿邪，故脾虚有湿、咳嗽痰多，以及中寒便溏者均不宜服。

扁豆：生用消暑，炒用健脾止泻。

大枣：能助湿生热，令人中满，故湿盛中满、食积虫积、龋齿作痛，以及痰热咳嗽，均忌服。

甘草：生用清火解毒，炙用补中缓急。本品能助湿壅气，令人中满，故湿热内郁、中满吐逆、痰热咳嗽、小儿疳积等证，均不宜服。

蜂蜜：因能助湿，令人中满，且能滑肠，故有湿热痰滞、胸闷不宽及便溏泄泻者均忌服。

2. 补阳药

常用补阳药功效歌

鹿茸甘温补肝肾，益精壮阳强骨筋，神疲畏寒腰膝软，阳痿尿频头眩晕，
虚寒崩带及宫冷，小儿五迟阴疽宁。

角片咸温入肝肾，补肾助阳强骨筋，腰脊冷痛阳痿用，阴疽乳痈瘀肿平。

鹿胶甘温补肝肾，益精壮骨治宫冷，虚寒吐衄崩带用，虚劳瘦弱阴疽宁。

角霜咸温助肾阳，脾胃虚寒纳呆尝，腰脊酸痛宫冷用，固崩涩精外敛疮。

黄狗肾咸而性温，补肾壮阳且益精，能治阳痿阴冷带，腰酸肢冷及频尿。

狗脊苦温补肾肝，强筋祛风除湿验，腰痛脊强足膝软，小便不禁带下安。

补骨脂辛苦大温，补肾温脾且固精，用治阳痿五更泻，腰膝冷痛遗尿频。

蛤蚧咸平补肺肾，纳气定喘止嗽灵，能治肺痿痰带血，消渴阳痿及尿频。

河车温补肺肝肾，益气养血补肾精，虚劳咳喘面萎黄，阳痿宫冷腰痛宁，
阴阳气血诸不足，以此滋补可强身。

淫羊甘温入肝肾，补肾壮阳强骨筋，风湿痹痛麻木用，且治宫冷及尿频。

虫草甘温平补良，养肺阴而补肾阳，虚劳咳血腰膝痛，阳痿遗精自汗尝。

海马甘温补肝肾，温肾壮阳功不逊，阳痿遗尿虚喘用，难产癥瘕疮毒宁。

益智辛温入脾肾，温脾开胃摄唾灵，脾寒腹痛吐泻用，温肾缩尿且固精。

胡桃味甘而性温，益肺润肠且补肾，腰痛脚软体重坠，虚寒喘咳便秘平。

仙茅辛热壮肾阳，祛寒除湿健骨良，阳痿精冷失溺用，脘腹冷痛膝软尝。

肉苁蓉甘咸而温，补肾助阳且益精，阳痿不孕腰膝软，肠燥津亏便秘平。

杭戟微温强筋骨，壮肾阳而风湿除，骨痿痹痛阳痿用，尿频宫冷调经服。

杜仲甘温补肝肾，能强腰膝健骨筋，且能安胎治阳痿，阴下湿冷及尿频。

菟丝平补脾肝肾，补阳益阴且固精，腰膝酸痛阳痿用，白带白浊小便频，

脾虚泄泻胎不固，目暗不明消渴宁。

韭菜辛温祛胃寒，脘腹冷痛用此善，子温肝肾能助阳，固精止带治膝软。

续断苦温补肾肝，破瘀生新筋骨断，能疗胎动固精带，骨折腰痛并脚软

骨碎补苦温而降，补肾活血续骨伤，肾虚腰痛久泻用，耳鸣齿痛瘀痛尝。

锁阳甘温入肝肾，益阴兴阳且养筋，阳痿遗精筋骨萎，肠燥便秘用之灵。

胡芦巴苦性大温，能温肾阳除虚冷，肾虚寒泻腹胁胀，寒湿脚气寒疝宁。

阳起石温补肾切，阳痿阳泄遗精摄，宫冷不孕崩漏用，腰膝冷痹阴汗撒。

蛇床子辛苦而温，温肾壮阳治宫冷，湿痹腰痛寒湿带，外洗阴痒疥癣疹。

楮实子平而味甘，补肝肾疗筋骨软，膝软阳痿耳鸣用，头晕目暗水肿安。

沙苑蒺藜温补肝肾，能疗目暗及头晕，固精缩尿止白带，腰膝酸软用之灵。

钟乳石甘而性温，能治阳痿和遗精，肺虚劳嗽咳痰喘，下乳制酸治目昏。

补阳药归类歌

补阳鹿茸角胶施，狗脊狗肾补骨脂，蛤蚧河车淫羊藿，虫草海马和益智，

胡桃仙茅肉苁蓉，巴戟杜仲及菟丝，韭子续断骨碎补，锁阳芦巴阳起石。

补阳药使用注意

鹿茸：服用本品宜从小量开始，缓缓增量。凡阴虚阳亢、血分有热、胃火炽盛或肺有痰热，以及外感热病均忌服。

鹿胶：阴虚火旺，脾虚湿盛，食少便溏者忌用。

黄狗肾：内热多火者忌服。

狗脊：肾虚有热，小便短黄，口苦舌干者均忌服。

补骨脂：阴虚火旺，大便燥结者忌服。

蛤蚧：风寒或实热喘咳均忌服。

紫河车：可炖服或焙干研末服。阴虚火旺者宜单独用。

淫羊藿：阴虚火旺者忌服。

虫草：有表邪者不宜用。

益智仁：阴虚火旺或因热而患遗精、尿频、崩漏等证均忌服。

胡桃肉：定喘止咳连皮用，润肠通便去皮用。阴虚火旺、痰热喘咳及便溏者不

宜服。

仙茅：阴虚火旺者服。

肉苁蓉：药力和缓，用量宜大。阴虚火旺及大便泄泻者忌服。肠胃有实热之便秘也不宜用。

巴戟天：用于阳虚有寒湿之证。如阴虚火旺或有湿热者不宜服。

杜仲：炒用疗效较生用强。阴虚火旺者慎用。

菟丝子：阴虚火旺、大便燥结、小便短赤不宜用。

韭菜子：阴虚火旺者忌服。

续断：崩漏下血宜炒用。

骨碎补：阴虚火旺及无瘀血者不宜服。

锁阳：阴虚阳旺、脾虚泄泻、实热便秘均忌服。

胡芦巴：阴虚火旺或有湿热者忌服。

阳起石：不宜久服，阴虚火旺忌用。

蛇床子：下焦有湿热或阴虚火旺者不宜内服。

沙苑子：阴虚火旺，小便不利者总服。

石钟乳：阴虚火旺、痰热咳嗽者忌服。

3. 补血药

常用补血药功效歌

首乌甘苦温补肝，养血固精治头眩，黑发固崩壮腰膝，生用便秘疮瘰痊。

当归甘温能补血，活血止痛诸虚摄，虚寒腹痛调经用，托疮排脓润便结。

熟地微温补肝肾，养血滋阴且益精，腰膝酸软面萎黄，心悸耳鸣头眩晕，发白崩漏经不调，盗汗遗精消渴宁。

龙眼甘平补心脾，安神补脑益智力，失眠健忘心悸用，气血虚弱崩漏宜。

阿胶甘平补肝血，滋阴润肺能止咳，血虚眩晕面萎黄，阴虚心烦失眠摄，虚咳燥咳胎漏用，且止吐衄崩便血。

白芍酸寒能柔肝，补血养阴治头眩，敛汗调经止崩漏，胁腹痛泻肢挛安。

枸杞甘平补肝肾，明目润肺且固精，头晕耳鸣腰膝软，阴虚劳嗽消渴宁。

桑椹寒入心肝肾，滋阴补血治头晕，耳鸣目暗发早白，失眠消渴便秘宁。

补血药归类歌

补血药用制首乌，当归熟地龙眼肉，阿胶白芍枸杞子，还有桑椹也可服。

补血药使用注意

何首乌：大便溏泻，痰湿较重者不宜服。

当归：补血用归身，破血用归尾，活血用全归。酒制能加强活血功效。湿盛中满大便泄泻者忌服。

熟地：宜与健脾胃如陈皮、砂仁等同用，熟地炭可用于止血。气滞痰多、脘腹胀痛、食少便溏者忌服。

龙眼肉：湿阻中满或有停饮、痰火者忌用。

阿胶：脾胃虚弱、不思饮食，或纳食不消，以及呕吐泄泻者均忌服。

白芍：阳衰虚寒之证，不宜单独用。

枸杞：因能滋阴润燥，故脾虚便溏者不宜。

桑椹：中焦虚寒作泻者忌服。

4. 补阴药

常用补阴药功效歌

沙参凉补肺胃阴，能清肺热生胃津，热病伤津食欲差，劳嗽咯血燥咳清。

天冬大寒入肺肾，清降肺火滋肾阴，劳嗽咯血燥咳用，津伤消渴便秘宁。

麦冬凉养肺胃阴，劳嗽咯血燥咳清，舌干口渴便燥用，清心除烦且安神。

石斛甘凉清虚热，滋阴养胃生津液，热病津亏烦渴用，腰膝酸软目昏摄。

黑芝麻平补肝肾，益精补血肠燥润，用治发白皮肤燥，耳鸣失听头目昏。

百合甘凉入肺心，润肺止咳安心神，劳嗽咯血肺热咳，虚烦惊悸失眠宁。

玉竹平入肺胃经，滋阴润肺且生津，胃热烦渴肺燥咳，阴虚外感风热平。

旱莲草补肝肾阴，性寒凉血止血灵，吐衄崩便尿血用，固齿黑发治头晕。

龟板寒补心肝肾，滋阴潜阳治头晕，能除骨蒸止咯血，强筋健骨合囟门，
心悸健忘养血用，阴虚血热崩漏宁。

鳖甲咸寒而入肝，滋阴潜阳且软坚，阴虚夜热骨蒸用，虚风手足蠕动安，
肝脾肿大胁肋痛，癥瘕痞块经闭痉。

女贞凉补肝肾阴，乌须黑发明目应，头晕耳鸣腰膝软，阴虚发热骨蒸宁。

补阴药归类歌

补阴药物有沙参，二冬石斛胡麻仁，百合玉竹旱莲草，龟板鳖甲和女贞。

补阴药使用注意

沙参：虚寒证忌服。

天冬：脾胃虚寒，食少便溏者忌服。

麦冬：感冒风寒、或有痰饮湿浊的咳嗽，以及脾胃虚寒泄泻者忌服。

石斛：能敛邪，使邪不外达，故温热病不宜早用，又能助湿，如湿温尚未化燥者忌服。

黑芝麻：宜炒熟用，大便溏泻者不宜服。

百合：为寒润之物，故风寒咳嗽或中寒便溏者忌服。

玉竹：脾虚而有湿痰者不宜服。

旱莲草：脾胃虚寒，大便泄泻者不宜服。

龟板：打碎先煎，脾胃虚寒者忌服。古籍记载本品能软坚去瘀治难产，故孕妇慎用。

鳖甲：滋阴潜阳生用，软坚散结醋炙用，脾胃虚寒食少便溏者忌服。

女贞子：脾胃虚寒泄泻及阳虚者忌服。

十九、收涩药

常用收涩药功效歌

麻黄根平入肺经，功专敛汗行表分，自汗可配芪归术，盗汗须加药养阴。

浮小麦凉入心经，骨蒸劳热此可清，益气养心除浮热，自汗盗汗自然停。

糯稻根须甘而平，主入心经和肝经，益胃生津退虚热，自汗盗汗口渴宁。

赤石脂温甘酸涩，泻痢便血脱肛摄，固崩止带下胞衣，收湿敛疮生肌切。

肉蔻辛温气芳香，温中降气固大肠，脾胃虚寒久泻痢，腹痛食少呕吐尝。

乌梅性平味酸涩，敛肺涩肠生津液，久咳久泻消渴用，安蛔固崩蚀疮摄。

五倍子酸涩而寒，敛肺涩肠且止汗，肺虚久咳久泻痢，遗精崩漏肛脱安。

粟壳酸涩平有毒，心腹筋骨诸痛除，久泻久痢脱肛用，肺虚久咳遗精服。

禹余粮平味甘涩，固涩下焦能止血，崩漏下血带不止，久泻久痢用治切。

白矾酸涩咸而寒，生治癫痫去风痰，煅治久泻便血崩，黄疸湿痒和疮癣。

椿皮苦涩而性寒，清热燥湿泻痢安，便血崩漏带下用，且治蛔虫洗疮癣。

诃子苦酸涩性平，煨治久痢脱肛灵，生能敛肺止久咳，清肺利咽而开音。

枣皮酸温补肝肾，敛汗固脱且固精，头晕阳痿腰膝软，尿频经多崩漏停。

五味子酸温而润，敛肺滋肾咳喘平，固精缩尿止肾泻，生津敛汗安心神。

莲子性平昧甘涩，脾虚久泻纳呆摄，遗精淋浊崩带用，心烦惊悸失眠撤。

石莲苦寒去湿热，噤口痢疾用之切，遗精尿涩浊带用，且能清心除烦热。

芡实甘涩而性平，补脾去湿且益肾，食少纳呆久泄泻，遗精尿频带浊清。

桑螵蛸甘咸而平，补肾助阳固下灵，用治遗精白浊带，肾虚遗尿和尿频。

金樱子平味酸涩，补肾涩肠止久泻，遗精遗尿及带浊，脱肛宫垂崩漏摄。

乌贼骨温善收敛，吐咯便崩伤血安，胃痛吐酸遗精用，带下湿疮溃疡痊。

猬皮苦平而收敛，便血痔漏止血验，遗精遗尿均可用，气滞血瘀脘痛安。

白果小毒甘涩平，功能主治两头行，上治痰多咳嗽喘，下治淋浊带尿频。

覆盆子平味甘酸，补益肝肾又收敛，助阳固精且明目，尿频遗尿服可痊。

收涩药归类歌

收湿止汗麻黄根，浮小麦和糯稻根。

收湿止泻赤石脂，肉蔻乌梅五倍子，罂粟壳和禹余粮，白矾椿皮和诃子。

固精缩尿止带药，山茱萸和五味子，莲米芡实益智仁，桑螵蛸与金樱子，乌贼骨和刺猬皮，还有白果覆盆子。

收涩药使用注意

麻黄根：有表邪者忌用。

赤石脂：火煅酸淬研末用，有湿热积滞者忌服。

肉豆蔻：煨熟用可增强温中止泻作用，但湿热泻痢者忌用。

乌梅：本品酸涩收敛，故外有表邪或内有实热积滞者不宜服。

五倍子：外感咳嗽或湿热泻痢均忌服。

罂粟壳：止咳宜蜜炙，止泻止痛宜酸炒。咳嗽泻痢遗精属虚者宜之，咳嗽泻痢初起忌服。

禹余粮：实证忌用，古有催生之说，故孕妇慎用。

白矾：体虚胃弱及无湿热痰火者忌服。

诃子：外有表邪、内有湿热积滞者服。

枣皮：本品温补收敛，故命门火炽、素有湿热及小便不利者不宜用。

五味子：表邪未解、内有实热、咳嗽初起、麻疹初发均不宜服。

莲子：大便燥结者不宜服。

石莲子：本品苦寒，脾胃虚弱便溏者忌用。

桑螵蛸：本品助阳固涩。故阴虚多火、膀胱有热而小便频数者忌服。

金樱子：有实火实邪者不宜用。

白果：咳嗽痰稠不利者慎用。

二十、外用药

常用外用药功效歌

硼砂甘寒凉清热，解毒消肿防腐切，口疮目翳搽或洗，内服清肺化痰结。

炉甘石甘而性平，收敛溃疡湿疮能，目赤目翳目缘烂，皮肤瘙痒洗用宁。

孩儿茶凉味苦涩，湿疮溃疡外伤血，牙疳下疳均外治，内治血证热咳泻。

木槿皮甘苦而凉，清热杀虫且止痒，研末调酸治疥癣，泻痢带下肠风尝。

松香性温味甘苦，燥湿杀虫且拔毒，久咳气喘痹痛用，痈疔湿疮疥癣敷。

芙蓉叶平能解毒，研末调蜜痈肿箍，阴疽不红不肿忌，丹毒伤烫研末敷。

血竭甘咸而性平，活血散瘀能止疼，伤科妇科血瘀痛，外科敛疮止血灵。

皂矾酸凉入肝脾，解毒燥湿杀虫剂，疥癣耳喉疮外用，黄肿钩虫内服宜。

蟾蜍微毒而性凉，清热拔毒且消胀，咳喘痰多疳积用，且治肿瘤与恶疮。

雄黄辛苦温有毒，痈疔疥癣湿疮敷，虫毒蛇伤解毒用，虫积惊痫湿痰服。

硫磺酸温而有毒，阴疽疥癣皮痒敷，阴部湿痒烧烟熏，寒喘冷秘壮阳服。

硇砂毒温咸苦辛，蚀疮软坚散结灵，用治乳癌食道癌，顽痰胶结丸散行，

目翳鼻息及耳蕈，喉痹疮瘰外用宁。

守宫咸寒有小毒，用治痈疽调油敷，食道癌肿破伤风，瘰疬风痹惊痫服。

露蜂房甘平有毒，攻毒杀虫风邪除，疮溃龋齿煎汤洗，风痹瘰疬头癣敷，

乳癌乳痈隐疹用，气血虚弱不宜服。

大风子热有大毒，祛风燥湿杀虫敷，麻风梅毒疥癣用，煅研存性麻油涂。

马钱苦寒大毒性，通络散结消肿疼，痈疽跌打伤肿痛，风湿痹痛癌肿宁。

斑蝥辛寒有大毒，攻毒蚀疮散结敷，恶疮顽癣瘰病用，肝癌胃癌犬伤服。

水银辛寒大毒性，拔脓攻毒杀虫灵，梅毒恶疮疥疮用，若遇砒霜便相争。

砒霜大热而大毒，牙疳疮瘰痔去腐，寒痰哮喘疟疾用，二三毫克丸散服。

轻粉辛寒毒而燥，梅毒疥癣疮用妙，逐水退肿利二便，零点一克丸散效。

铅丹有毒性微寒，拔毒敛疮用此善，疮疡溃烂湿疮用，配伍青蒿疟疾安。

樟脑辛热而有毒，疥癣牙痛损伤涂，痧胀腹痛或昏迷，零点一克酒溶服。

石灰辛温烈且毒，敛疮止血陈灰敷，湿疮刀伤研末用，水泡调油烧伤涂。

外用药归类歌

外用药物有硼砂，炉甘石和孩儿茶。槿皮松香木芙蓉，血竭皂矾床子加。

有毒蟾蜍雄硫磺，硇砂守宫露蜂房。

剧毒大风马钱子，斑蝥水银和砒霜，轻粉铅丹樟脑灰，依法炮制慎用良。

外用药使用注意

硼砂：外用适量，研末撒或调敷，内服宜慎，用量1.5～3克。

炉甘石：外用适量，沸水化开温洗，或水飞点眼，或研末撒或调敷。

孩儿茶：外用研末撒或调敷，内服0.1～1克，入丸散。

木槿皮：外用煎水熏洗或酒浸搽，内服3～10克，无湿热者不宜服。

松香：多作外用，内服少用。外用研末调敷，内服每次0.5～1克入丸散或酒浸，有内热实火者忌服。

木芙蓉叶：只作外用，研末调敷，鲜叶则捣烂敷。

血竭：外用研末敷，内服0.3～1克入丸散。无瘀血者不宜服。

皂矾：外用研末撒或调敷或为溶液涂洗。内服每次0.8～1.6克，煅用入丸散。凡有胃病及三个月内有呕血史者不宜服，服时忌饮茶。孕妇忌服。

蟾蜍皮：外用以蟾蜍皮贴患处，内服3～9克入汤剂。

雄黄：忌火煅，煅后有剧毒，外用研末敷，调敷或烧烟熏，雄黄能从皮肤被吸收，故不能大面积或长期涂搽。内服0.05～9克入丸散，孕妇忌服。

硫黄：外用研末撒或调油，或烧烟熏，内服应与豆腐同煮后研末入丸散，每次1～3克，阴虚火旺及孕妇忌服。

硇砂：主要作外用，内服须用醋淬后水飞，研末只入丸散，一次量0.3～1克。

守宫：内服入汤剂2～5克，研末吞服1～2克，血虚气弱者不宜服。外用适量，研末调敷。

露蜂房：内服入汤剂5～10克，研末2～5克，外用适量，研末调敷或煎汤冲洗。

大风子：外用捣敷，或煅存性研末调敷，内服一次量0.3～1克，勿过量或持续服用，阴虚血热者忌服。

马钱子：外用研末吹喉或调涂，内服0.3～0.9克，炮制后入丸散服，孕妇忌服。

（马钱子又名番木别，主要炮制方法：①用砂炒黄炒膨胀。②用水煮沸切片晾干。③用麻油炸至膨胀焦黄，滤净油，研末用）

斑蝥：外用研末敷发疱，或酒醋浸涂，内服 0.03～0.06 克，作丸散服，体弱及孕妇忌服。中其毒者，黄连、黑豆、葱、茶皆能解之。

水银：头疮不宜用，以免吸收中毒。

砒霜：外用研末撒或调敷，或入膏药中贴之，不宜过量，以防局部吸收中毒。内服每次 0.002～0.004 克入丸散，不能持续服用，孕妇忌服。

轻粉：外用研末撒或调涂，内服 0.1～0.2 克入丸散，服后及时漱口，以免口腔糜烂，孕妇忌服。

铅丹：外用适量，内服 0.3～0.6 克入丸散，不能持续服用，以防蓄积中毒。

樟脑：外用研末撒或调麻油敷，或酒浸外涂散瘀，内服 0.06～0.15 克入散剂，或酒溶化服，孕妇忌服。

石灰：熟石灰适量，研末外敷。

【卷三 药歌集锦】

十八反药歌

本草明言十八反，半蒌贝蔹及攻乌，藻戟遂芫俱战草，诸参辛芍叛藜芦。

十九畏药歌

硫黄原是火中精，朴硝一见便相争，水银莫与砒霜见，狼毒最怕蜜陀参，巴豆性烈最为上，偏与牵牛不顺情，丁香莫与郁金见，牙硝难合京三棱，川乌草乌不顺犀，人参最怕五灵脂，官桂善能调冷气，若逢石脂便相欺，蜂蜜莫与葱相遇，藜芦勿与酒相宜。

孕妇禁用药歌

芫斑水蛭及虻虫，乌头附子配天雄，野葛水银并巴豆，牛膝薏苡与蜈蚣。三棱芫花代赭麝，大戟蝉蜕黄雌雄，牙硝硭硝牡丹桂，槐花牵牛皂角同，半夏南星与通草，瞿麦干姜桃仁通，硇砂干漆蟹爪甲，地胆茅根都失中。

孕妇慎用药歌

枳实干姜蝉桂枝，犀角丹皮龟赭石，冰片牛黄同皂角，通草木通冬葵子，乳没月季王不留，灵脂禹粮赤石脂，半夏南星和礞石，孕妇慎用勿妄施。

十二霸药

芫花、甘遂、大戟、商陆均苦寒大毒，为利水之霸药。

157

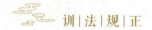
牵牛、巴豆、均辛热大毒，皆大通行，为破积泻气之霸，非坚积水结不可轻用。

莪术、三棱、姜黄、红花、桃仁，性均苦辛，为破血之霸药，非积血久郁不可轻用。

疼痛主治药

风湿遍身肢节痛，从来羌活最有功，川芎胸痛藁巅顶，芍朴同消腹内痛。脐下青皮黄柏好，腰间杜仲古法呈，吴萸心痛胃草蔻，胁痛柴胡妙绝伦。血刺当归气刺壳，甘草稍除茎中疼。

气血主治药

去痞原来枳术宜，胸中气痞须陈皮，腹中窄狭苍术施，中湿二术皆用之，当归治血参补气，行血川芎用最奇，桃仁红花破死血，延胡调血更堪施，木香善能调诸气，破滞气须壳青皮，六郁苍术香附主，气虚盗汗用黄芪。

三焦湿热主治药

上焦湿热用酒芩，中焦湿热黄连君，下焦防己龙胆柏，湿热发黄主茵陈。

诸经泻火药

十二经中皆有火，须知何药泻何经。黄连泻心知母肾，肺与大肠栀子芩，石膏泻胃白芍脾，肝胆芩连柴胡行。小肠木通膀胱柏，三焦亦用栀柴芩，栀子能泻曲屈火，泻无根火须玄参。

引经药

手足太阳经，藁羌黄柏行，少阴厥阴地，总用柴胡去，手足阳明经，芷升葛根应，肺芷升梗葱，脾经白芍升，心经黄连使，肾独加桂灵。

|附 篇|

杂 论 拾 遗

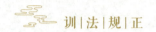

中风论

中风一证，有中脏，中腑、中经络之分，总不外三者而已。而三者统归于气虚，何也？气虚不能生血也。方书有中风中痰之分，以口眼歪斜者为中风，以口流涎沫者为中痰。然未有口眼歪斜而不流涎沫者，只中痰者涎多，中风者涎少耳。不如以能言，不能言分之，中风能言不明，中痰则不能言，更以左右分之，以血虚风中左体为中风，气虚风中右体为中痰，左主桂枝汤，寒则加桂，热则加柴胡、生白芍。右主六君子汤，寒加干姜，热加黄连。观其舌色，见红黑加桃仁，舌苔黄厚而无津液加大黄，舌苔嫩黄重用白术，舌蹇而淡红者，气虚也，重用参，更加雄片。此证总由中气虚，邪乃乘之。初中不能言，古方俱以三生饮与之。不知气虚则痰壅，但攻其痰，则痰反窜走各窍，致手足不仁，精神恍惚。不如以韭菜、生姜、葱子捣汁灌之，口不开则灌其鼻，后即以四君子汤审证治之。

大抵中血分者名中风，中气分者名中痰。中血分者轻，易愈，中气分者重，久乃可愈。中血分者带养气，中气分者不必养血，此治法之纲领也。惟左右俱中者，当诊脉象察其虚实，气血并补，而终以补气为要。

中风身温，中痰身冷。

恩普治中痰案：一六旬老妪中痰，初言语謇涩，半身不遂，手足痛甚，有医以为寒者，连进姜附。杨诊其脉，乃右尺伏热遂以凉膈散三剂，痛止，热除，痰尽乃愈。

痿证论

内经痿论，言五痿皆属于热。痿者，痿也，如草木之见日而痿也。治则专主阳明。阳明者胃腑也，胃为五脏六腑海，五脏皆禀气于胃，胃气热则五脏之气亦热，热甚则痿，此五痿之所以属热也。然所谓热者，非由外因，乃膏粱厚味积成内热，壮火食气，气者肺之所司也，肺气病则移于肾，肾病则移于肝，肝病则移于心，心病则移于脾，此以所生而传者也。治法以胃为本，以肺为标，养胃气而清肺热，所以清其源遏其流也。夫所谓胃热者，非胃气有馀，乃胃气不足也。若系胃气实，则足以腐化食物，又何至积而成热哉。《内经》言治在阳明，盖言治法大要，以阳明为提纲，五痿皆从此治，不必随五脏而治，当合五脏而统治之也。何也？五痿之证，不必一时齐见，断未有只病一二脏而他脏无病者，但不过有轻重之分耳，东垣之清燥汤，颇得治法，因胃气虚，故以参芪术补之，知热由湿生。故用苍术以燥之，泽泻以泄之，知热由饮食积成而消食，知戊与癸合用黄柏，其余诸药，各经皆备，惟审其各经轻重而加减之，治法大略规模已见，但脉象虚实，攻补先后，治法尚未及详，今补之。《内经》不言痿证脉象，而但言五痿皆热。热则脉数，不言可知，但数亦各以其象见病。左数者血燥也，右数者虚热也。左数而浮者，或浮数而汗出者，血燥而兼外感之风热也，宜先清外感之热。右数而浮者中气虚也，宜补中清热。右手脉实大胜于左手而数者，不宜补，但当攻热，以四承气汤下之。数而弦者，左为肝邪盛，右为脾胃虚。若六部脉有独大独小、独强独弱，此系一经之病重，先宜按此一经治之。以脉象先数后迟为病退，先迟后数为病进。若六脉见牢、弦、结、涩之象者，以三甲散攻之，若但见二三部者，以三甲散加减治之。俟大热已去，然后以清燥汤，审其各脉之虚实，而补之，滋之。大抵手足之所以痿者，血不足也。血之所以不足者，气不充也，气之所以不充者，胃之清阳不伸也，胃阳所以不伸者，湿热壅之也，湿热所由者，膏粱厚味害之也。凡病痿者，能节饮食则易愈，愈后能节饮食则不发。

三甲复脉汤：生地、白芍、麦冬、阿胶、炙甘草、火麻仁、生牡蛎、生鳖甲、龟板，气弱、血滞、精脱、耳聋者宜禁。

医律说

医以律名，何也？以人身有一定之脏腑经络，脉象有一定之寒热虚实，治法有一定之补泄温凉，按经辨证立方，在表者不可攻里，在里者不可发表，此

《内经》之法、仲景之方，一毫不可改易，若刑律之有一定，所谓律也，亦曰纪律。语云：用药如用兵，倘君臣佐使不明，药味杂投，不遵《内经》之法，不通仲景之旨，如兵无纪律，未有能胜者也。《内经》之法，刑律也，仲景之方，纪律之师也，其法千古不废，其方亦千古不易，业医者必通《内经》之奥妙，察仲景之精微，乃可以言医，否则未可以超俗入圣也。故仲景以后诸贤，以医名家者代有其人，皆有圣人之一体，惜一知半解，未有能窥其全体者也，如河涧丹溪因壮火食气之说，而重泻火，东垣因胃为五脏六腑海之言，而重脾胃，此皆读《内经》而得其偏者也，甚而有以《内经》五运六气之说为无据者，其人真门外人也，近代所出之书，如介宾，则又出河涧东垣以下，故陈修园每贬之，惜修园亦门外汉，刚愎自用，谓业医者只宜读仲景之书，如儒书之六经与论孟学庸也，仲景以后诸贤，如诸子百家也，六经与论孟学庸，人所必读，岂诸子百家毫无可采择耶？

论病家戒杀生

有病之家俱宜戒杀，凡亲戚省视及医生来家，只宜随便款待，一切生物俱不可伤，非援佛教延生，须放生之说，乃杀生伤生气之意也，业医者入病人家，勿贪口服，使病家杀生物以伤生气，窃怪此道中之异端邪说，域外有药方，剖生鸡仆腹者，有剖蟾蜍者，有用田螺蚯蚓者，种种之怪状不可胜举，不知物皆惜命，岂治病别无他法，而必须此以活之乎，即或用之而效，已非天地好生之德，倘若用之而不效，岂不冤杀一命乎，仙家救人之冤死而不解者，化竹木作替身，斩后将竹木厚葬而祭之，曰：以解竹木之冤也，夫竹木无知，而仙家之用心犹如此，况血肉之伦，皆知趋生避死者乎，常见患病之人有闻鸡声惊而死者，有闻烹鱼声惊而死者，有见剖蟾蜍怯而死者，皆杀气乘之也，今庸医之剖鸡与蟾蜍仆小儿胸，有不惊而死者乎。

无极、太极、阴阳、八卦

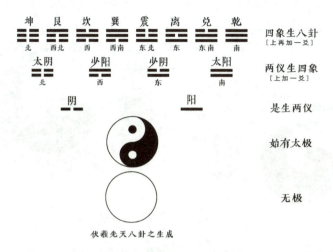

伏羲先天八卦之生成

《周易·系辞·上》："易有太极，是生两仪，两仪生四象，四象生八卦。"

天地未分之前，元气混沌是为无极，乃无边无际、无穷无尽之意也，混沌初开，气之始也，即太初、太一也，即太极也，无极生太极是也。《列子》："太初者，始见气也。"张善渊谓太初："气之始而未见形者也。"气之清者上升为天，浊者下沉为地而天地分，阴阳明。阴阳即两仪也，太极生两仪是也，阴阳者天地也，奇偶也，乾坤也。浊者下沉为地，地有东南西北四方，东方青龙，南方朱雀，西方白虎，北方玄武是为四象。两仪生四象是也，四象者即阴阳上各加一阴或一阳相与变化而产生太阳、少阴、少阳、太阴也，伏羲创八卦，分乾，坎、艮、震、巽、离、坤、兑，即太阳、少阴、少阳、太阴四象上各加一阴或一阳，即四象生八卦是也。

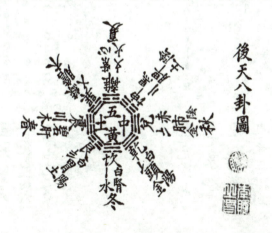

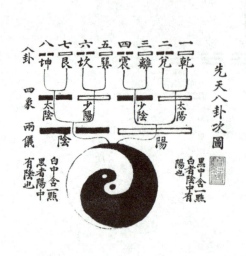

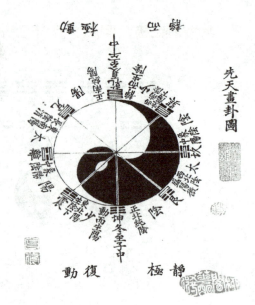

五行阴阳分卦论

天一生水，地六成之，地二生火，天七成之，天三生木，地八成之，地四生金，天九成之，天五生土，地十成之，此即天地之交，五行生成之数也。有谓土无成数者，盖未观河图之故也，今绘河图洛书于下以备参考。

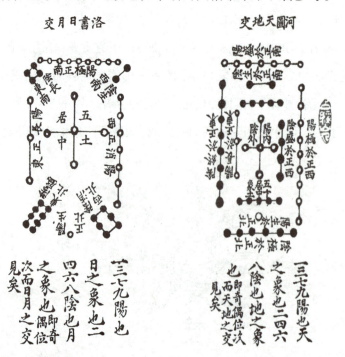

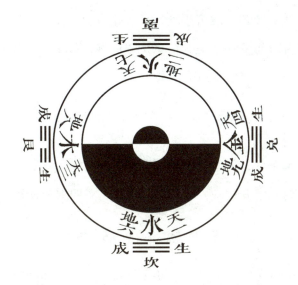

何以天一生水，地二生火，天三生木，地四生金？皆从卦上来，天地二字即阴阳二字，一阴一阳皆生于子午坎离之中，阳则明，阴则浊，试以照物言之。阳明居坎离之中，浊阴在外，故水能照物于内，而不能照物于外，阳明在离之外，阴浊在内，故能照物于外，而不能照物于内。观此，则阴阳生坎离端的矣，坎卦一阳居其中，即一阳生于子也，故为天一生水，及水之盛，必生木矣，故天三生木，离卦一阴居其中，即一阴生午火矣，故为地二火，及火之盛必生土而生金矣，故地四以生金，从地至艮震巽，乃自北而东，子丑寅卯辰巳属阳，皆天之生，巳则天之极矣，故至午而生阴，从离至坤至兑至乾，乃自南而西，午未申酉戌亥属阴，皆地之生，至亥则地之阴极矣，故至子而生阳，艮居东北之间，故属天生，坤居西南之间，故属地生，生地者天也。一年之气始于春，故出于震，震动也，故以言之出乎巽，巽者出乎入时，当入乎夏也，故曰巽，巽东南也，言万物之洁齐也，盖震巽皆属木之卦也，离者丽也，故相见乎离，坤者土也，南方之火生土方能生金，故坤艮之土界，木火于东南界，金水于西北，土居乎中，寄旺于四季，万物之所以致养也，所以成终成始也。坤，顺也，安得不致役，故言致役乎坤。兑，说也，万物于此而成，所以说也，乾健也，刚健之物必多争战，故阴阳相搏而战。坎，陷也，凡物升乎上者

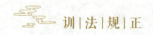

必安逸，陷于下者必劳苦，故劳乎坎。艮，止也，一年之气于冬终止，而又交春矣，盖孔子释卦，每从理上说，役字生于坤顺，战字生于乾刚，劳字生于坎陷，诸儒皆以辞害意，故愈辨愈穿凿矣。

紫白飞星

甲丙戊庚壬为阳年，乙丁己辛癸为阴年，黑二赤七白六，坤二兑七乾六，紫九黄五白一，离九中五坎一，绿四碧三白八，翼四震三艮八。

飞星轨迹（洛书）

（东南方）	（南方）	（西南方）
巽 4 木 绿	离 9 火 紫	坤 2 土 黑
（东方） 震 木 3 碧	中宫 土 5 黄	兑 金 7 赤 （西方）
（东北方） 艮 土 8 白	坎 水 1 白	乾 金 6 白 （西北方）

九星五行 · 九星颜色

节录

三元年白星诗

上元一白起甲子，中元四绿却为头，下元七赤兑方发，逆寻年分把星流。

三元月白星诗

子午卯酉起八白，寅申己亥二黑求，辰戌丑未五皇起，掌中飞宫用逆手，十二元中分三元，子午卯酉为上元，正月起八白，二月起七赤，辰戌丑未为中元，正月起五黄，二月起四绿，寅申己亥为下元，正月起二黑，二月起一白，逆势以求值月星，即得值月星，即移入中宫，顺气八方。

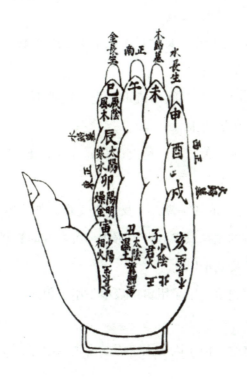

逐年主气歌

初气逐年木主先，二君三相火排连，四来是土帝为主，五气金生六水天。

逐年客气歌

每年退二是客乡，上临定数下临方，六中六气排轮取，主客兴衰定弱强。

六气玄机

子午二年（少阴君火司天，阳明燥金在泉），火胜金衰，皇极属水，（壬子、壬午）火胜金衰，皇极属水。

卯酉二年（阳明燥金司天，少阴君火在泉）金胜木衰，皇极居火，（乙

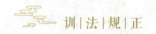

卯、乙酉）金胜木衰，皇极属火。

辰戌二年（太阳寒水司天，少阴君火在泉）水胜火衰，皇极属土，（甲辰、甲戌），水胜火衰，皇极属土。

丑未二年（太阴湿土司天，太阳寒水在泉）土胜木衰，皇极属木。（乙丑、乙未）土胜木衰，皇极属木。

寅申二年（少阳相火司天，厥阴风木在泉）火胜金衰，皇极属水，（戊申、戊寅）火胜金衰，皇极属水。

己亥二年（厥阴风木司天，少阳相火在泉）木胜土衰，皇极属水（辛巳、辛亥）木胜土衰，皇极属金。

以上各气受伤之说，如主气皆火，及金气受伤，如主木克金土，则土受伤，余可类推。盖不可拘主客只以胜者为感之，可克者即受邪矣，特将各气受伤者列之：今将太过不及之年列此。

六甲之岁，敦阜之纪也，甲子甲寅甲辰甲午甲申甲戌年，岁土太过，湿气流行，水受其邪。

六丙之岁，六衍之纪，丙子丙辰丙午丙戌丙寅丙申年，岁水太过，寒气流行，火受其邪。

四戊之岁，赤羲之纪，戊子戊午戊寅戊申年，岁火太过，炎暑盛行，金受其邪。

二庚之岁，坚成之纪，庚辰庚戌年，岁金太过，燥金流行，木受其邪。

六壬之岁，发生之纪，壬子壬寅壬辰壬申壬戌壬午年，岁木太过，风气流行，土受其邪。

二乙之年，从草之纪，乙巳乙亥年，岁金不及，炎火盛行，金反受邪。

四丁之年，委和之纪，丁未丁丑丁卯丁酉，岁木不及，燥金盛行，木反受邪。

四己之年，卑坚之纪，己酉己卯己亥己巳年，岁土不及，风气盛行，土反受邪。

四辛之年，涸流之纪，辛丑辛未辛巳辛亥年，岁水不及，湿土盛行，水反受邪。

四癸之年，伏水之纪，癸丑癸未癸卯癸酉年，岁火不及，寒气胜行，火反受邪。

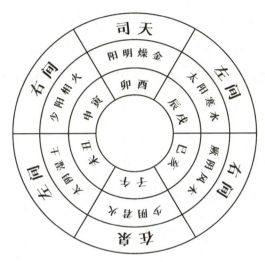

南北政司天在泉脉不应歌（《嵩厓尊生书》）

甲己君土为南政，其金八年北政论，子午两寸沉，丑未巳亥左右寻，卯酉两尺寅申左，辰戌右尺真分明，北政阳明沉雨寸，太阳少阳左左应，少阳两尺厥阴左，太阳右尺何须问。

天符岁会太乙三合

《内经》云：应天为天符，承岁为岁直，三合为治。应天，谓运与司天之气相应，如丁巳丁亥，天干从木化，地支巳亥，厥阴风木司天，木气应也，运与司天之气相应而符合，故曰天符。余戊寅戊甲戊子戊午火气应，己丑己未土气应，乙卯乙酉金气应，丙辰丙戌水气应，皆是承岁，谓运气与年辰之气相承，如丁卯天干徙木化，地支卯属木，木气承也，又如戊午火气承，乙酉金气承，丙子水气承，甲辰甲戌己丑己酉土气承，俱仿此。所谓运气与年辰直承，故曰岁。谓三合者，天气运气年合而符，如乙酉天干乙徙金化，地酉属金，又属阳明燥金，所谓三合也，又如戊午火气三合，己丑己未土气三合，此四年，一者天会，二者岁会，三者运会，故曰三合为治，所谓天符也，余仿此，中天符病速危，中岁会病徐持，中太乙病暴死，正以天符者，奉天司令，恣行邪虐，故中其病者速危也，岁会者，特与年辰相会，尚有气为之主，犹为气之平，故中其病者速缓，太乙者，则其气偏盛之极，而为暴死无疑矣。

天符

天符之年，与司天之气同一气也，如木运木司天，丁己丁亥，火运火上，戊子戊寅戊申戊午，土运土上，己丑己未，金运金上，乙卯乙酉，水运水上丙辰丙戌共十二年。

岁会

岁会之年，岁会者，谓本运临本支之位也，如木运临卯（丁卯），火运临午（戊午），金运临酉（乙酉），水运临子（丙子），此为四正，土运临四季，甲辰乙丑甲戌乙未，此为四维共八年。

"同天符，同岁会者，谓在泉之气，与中运之气同一气也，以阳年名曰同天符，如木运木在泉，壬寅壬申也，土运土在泉，甲辰甲戌也，金运金在泉，庚子庚午也，以阴年名曰同岁会，如水运水在泉，辛丑辛未也，火运火在泉，癸卯癸酉癸巳癸亥也，共十二年，此气运符会之不同，人不可不知也。"（《医宗金鉴》）

气生运名顺化，上生下为相同之年，气克运名天刑，上克下为不相得之年，运生气名相生，下生上子居母上，为小逆，病主微也，运克气名不和，下克上亦为不相得，主病甚也，运气相同皆天符也虽曰同气不为偏胜亢害，其太乙天符岁会等，已详于前。

杨言三医系传承

传承谱系

杨言三（1821—1913年）从学弟子140余人

第二代	史正山	张静修	杨宣廷	张定国	杨恩普	杨宝初	邓远清	许文正	吴伯景	吴跃珊	周佳	李少坤

杨恩普（1854—1950年）从学弟子60余人、杨源清（1880—1965年）从学弟子40余人

第三代	杨慧生	杨伯生	刘子渊	漆再月	伍道月	李俊清	冯文华	肖青云	龙荣门	李克修	冉隆胜	陈伟清	谭孝一	鲜伯英	王子君	杨玉阶	杨尚寿	吴勤川	苏绍忠	熊伯中	杨仪亭

杨尚书（1930—2019年）从学弟子10余人

第四代	廖松荣	廖阳道和	刘新生	陈玉芳	王子华	杨应贵	李书生	罗字席	许华成	吴羽宣	杨万春	吴湘云	杨玉芳	周自立	刘万春	任家祥

第五代	廖永红	杨代书	杨玉府	贾晓霞	刘定辉	邹鹏飞	郭建华	李秀文	罗熙林	唐林	余兵成

第六代	刘春明	李江	杨海峰	申小梅

注：因年代久远、传承谱系不全，仅收录部分。

杨恩普简介

杨恩普别名杨承泽，1854年生于营山县四喜乡冉家坝文笔山，中年迁至营山骆市乡梓童庙独立门户。杨恩普天资聪慧，勤奋好学，自幼饱读诗书，20岁随父杨言三习医，深专《黄帝内经》《伤寒论》《金匮要略》《本草纲目》等医家名著，理、法、方、药牢记于心。临床实践中明探熟察，潜心思考，于前人未尽之处有所发现、发展和创新，医技高于同业，求诊者络绎不绝，所诊病员遍及营山、渠县、蓬安、仪陇、岳池、广安、南充、巴中、达州乃至成、渝等地，远近闻名，声望不减其父，为杨氏二代名医。《渠县志》（民国）称杨恩普为"十全上工"。杨恩普排行老四，故称"四先生"。

四先生中年在营山灵鹫界兴场行医时，曾身遭不测，被土匪"拉肥"至营山双河黑马山专为他们治病，土匪用膏药蒙其眼数月，以至双目失明，故此后行医全赖先生切脉，嘱门人查苔处方，长此以往，先生练成了一手切脉的精湛绝技，凡经先生把脉，便能准确辨出患者的病证之所在，及轻重缓急，再对证施治，就能药到病除，故"四先生的脉"有口皆碑。

四先生用药以八纲为要，配方以君臣佐使为准，每方用药不多，最多八味，清而不浊，故与其父同有"杨八味"之称。

四先生思路广阔，善于思考，在施治中常用逻辑推理、举一反三的办法探索，收到触类旁通的效果。四先生的智慧也体现在授业解惑中，四先生说："七情内伤则收之养之，平之抑之，温之豁之，舒之举之，安之壮之，培之暖之，外感则标本兼治，急者治标，缓者治本，有的表里兼治，有的单治其表外，有的单治其里，还有正治从治者，治法颇多。"为使杨门医技流芳后世，四先生以"学医先学做人"为训，言传身教，先后教子授徒，门中有杨慧生、杨子渊、杨伯生、刘四端、漆再月等数十人，这些门徒中，如杨

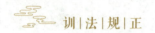

子渊、刘四端等成为营山中医界又一代名医高手。四先生于 1950 年无疾而终，享年 96 岁。

（摘自《营山文史》，有删改）

杨源清简介

杨源清曾用名杨元清（1881—1965 年），四川营山县四喜乡人，兄弟六人，排行第六。1956 年调营山县人民医院中医科工作，他作为当地医卫界知名人物，先后被选为第一、第二、第三、第四届县人大代表，第一、第二届人民会委员，第一、第二、第三届县政协委员。

杨源清出身名医世家，其父杨言三为清末名医，在重庆、南充、达县、渠县、营山一带享有盛誉，杨源清自幼聪颖，勤奋好学，16 岁随父学医，苦读《黄帝内经》《伤寒论》《金匮要略》《本草纲目》等医学典籍，及金元诸家学说，直到晚年，不顾老眼昏花，仍置一放大镜，手不释卷，研读医学经典，因而广知经史，其书法、写作俱佳。清朝末年，杨源清将其父及其父之师傅文轩（清太医院御医，因避祸来到营山，收杨言三为徒）的医学著作、验方收集整理成册，定名《训法规正》，先后托人带往重庆付印。因时局动荡，军阀混战，付印未果，原书丢失，后由其女（嫡传弟子）杨尚书、婿周汝荣、外孙周自立收集，整理成书，共十四万余字。

杨源清刻苦钻研医学经典，又得其父言传身教，因而医学精深，尤其精通中医内科及疑难病症。临证时，精辨证，慎用药，处方遣药少则三五味，一般常八味。杨源清用药虽少，却能立竿见影，收效神速，故当时"四老爷（杨恩普）的脉，幺老爷的方"有口皆碑。杨源清行医六十余载，历经三个不同时代，从学弟子达四十余人，如重庆的候柏英，渠县的谭孝一、杨玉阶，营山的杨尚书、王子君、鲜伯英、冉隆胜、陈伟清等，他们在当地都有较高的声誉。

其女杨尚书还先后担任第八、第九、第十届县人大代表。

1962 年，杨源清已是 82 岁高龄，体弱多病，仍为人治病，1965 年病逝，享年 85 岁。

（摘自《营山文史》，有删改）

杨子渊简介

杨子渊（1908—1961 年），营山县骆市镇人。杨氏三代名门中医，享有盛誉，子渊系杨言三之孙、杨恩普之子，秉承杨门医技，颇有造诣。自幼攻读私塾 10 年，后随父学医，广览《黄帝内经》《伤寒论》《本草纲目》等医药名著，擅长内科杂病。1933 年至 1949 年，先在骆市、小桥、渠县三汇、临巴溪一带行医，后在营山县城东门口开 "先治号" 中药房坐堂诊治，颇有威望。这期间，曾任营山县中医师理事，兼任营山中学校医。1949 年 12 月营山解放，兼任营山公安局狱医，首任营山县卫生工作协会主任委员，营山县第三、第四届人民代表大会常委，营山县第一、第二、第三届人民代表，营山县第一、第三届人民委员会委员。1956 年调南充专区医院任医师，后兼川北医学专科学校讲师，1961 年病故。

杨尚书简介

杨尚书（1930—2019 年），出生于中医世家，幼读私塾，年长入县学（1942 年就读于营山女中），1945 年即随父杨源清学医，在掌握了中医的基础知识和基本理论后，在父亲的指导下，刻苦攻读了《黄帝内经》《难经》《伤寒论》《医宗金鉴》等经典著作，1950 年后即独立行医，悬壶于营渠一带，疗效、声誉较好。

1955年冬，西南军政委员会卫生部同四川省政府创办的重庆中医进修学校招生，杨尚书经过统一考试被录取为该校第六期学员，成为任应秋、胡光慈门下学生。1957年1月，杨尚书毕业于该校，谢绝了留校及留重庆工作的安排，回营山后组建了四喜联合诊所。1957年4月，营山县卫协聘其为小桥区中医业务学习辅导老师，杨尚书在此处的医疗及教学工作中将所学理论付诸实践，收到了满意的临床疗效，获得了群众的好评。1958年1月，营山县卫生科调杨尚书和其父亲一同到县人民医院工作，杨尚书被安排在住院部传染科任中医士，当时营山县人民医院传染科中、西医士各仅1人，中西医结合，救治传染病患者甚众。1961年底杨尚书还同县人民院张继书、中医院熊朝旭三人共同收集整理，编辑了《营山中医治疗经验类集》一书，该书于1962年1月完成，在营山付印，1962年5月，其父被下放农村，杨尚书在农村一边行医，一边收集前辈散存民间的医学遗著抄本并进行整理。杨尚书后被选为营山县第八、第九、第十届县人大代表，曾任政协委员。杨尚书业医70载，毕生收集前辈散存民间的医学遗著抄本，为传承杨氏医学做出了很大的贡献。

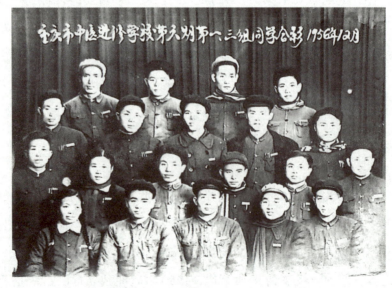

第二排左二为杨尚书

阳道和简介

阳道和，男，副主任中医师。四川省营山县人，曾任营山县政协第七、第八届委员，第十二届营山县人大代表，营山县政协文史委委员，营山县卫生进修学校代校长，合兴、悦中乡卫生院负责人。自幼严父望子学医，聘请王明卿老师教授阳道和读《本草备要》《汤头歌括》《脉诀规正》《伤寒论》《黄帝内经》等中医药书籍，立志学习中医，未来养生济人。

1953年秋，阳道和拜营山县知名中医杨子渊为师，并随其学医，不久后与老师一道前往双河区开展农村巡回医疗，历时三年。1978年，营山县筹备成立中医进修学校，阳道和被调任负责该校筹建工作，从此至退休都从事医学教学与管理工作，且一直未脱离临床。为提高教学水平，1984年秋参加成都中医学院（现成都中医药大学）举办的《金匮要略》师资进修班学习，大大提高了中医理论水平。先后在县中医进修学校承担"中药学""方剂学""内科学""妇科学""温病学"等教学任务，为全县培养了大批基层医务人员。阳道和先后撰写学术论文20余篇，曾在《四川中医》《中医函授通讯》《四川中医函授》《中医临床研究》《中医特色医疗新技术》《国际心病论文集》等杂志期刊发表，多次出席国际、全国、省、地各级学术会议。

周自立简介

周自立，男，大专学历，1982年8月参加工作，营山县中医医院针灸推拿科副主任医师，营山县中医医院基层指导科主任，南充市康复医学质控中心专家组成员、南充市中医学会第一届针灸专业委员会副主任委员，南充市治未病专业委员会第一届副主任委员，南充市治未病专业质控中心专家组成员，曾在成都中医药大学附属医院、四川大学华西医院进修学习针灸推拿和康复医学，擅长针灸、推拿、骨折及关节脱位的手法整复、夹板固定等技术，对面瘫、中风偏瘫、肩周炎、颈 / 腰椎病、各种软组织扭挫伤、骨折及术后康复、慢性疑难病症等的中医治疗有 40 余年的治疗经验，在省级以上刊物发表论文 6 篇。承担并完成《南充市级重点科研项目——清末川北名医杨八味学术经验继承与整理研究》项目。